U0020855

大是文化

약보다 울금 한 스푼

당뇨,암,고혈압,비만,
소화불량까지만병이낫는비책

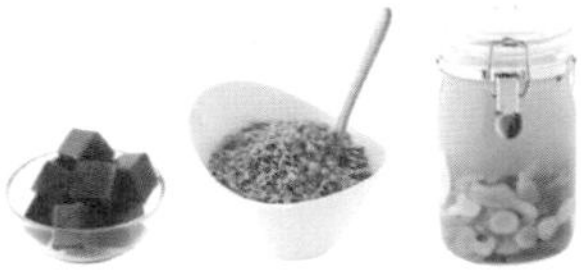

吃一口薑黃，打開身體自癒力

天然的最佳抗生素，
1天吃3次，
韓國名醫已連吃8年，
效果有如不必動的有氧

韓國第一位自然療法認證專家、醫學博士
徐載杰——著
林育帆——譯

目錄

第2章

這些人都靠薑黃，重拾健康 51

目錄

第5章 這些狀況先別吃藥，先試試薑黃！ 129

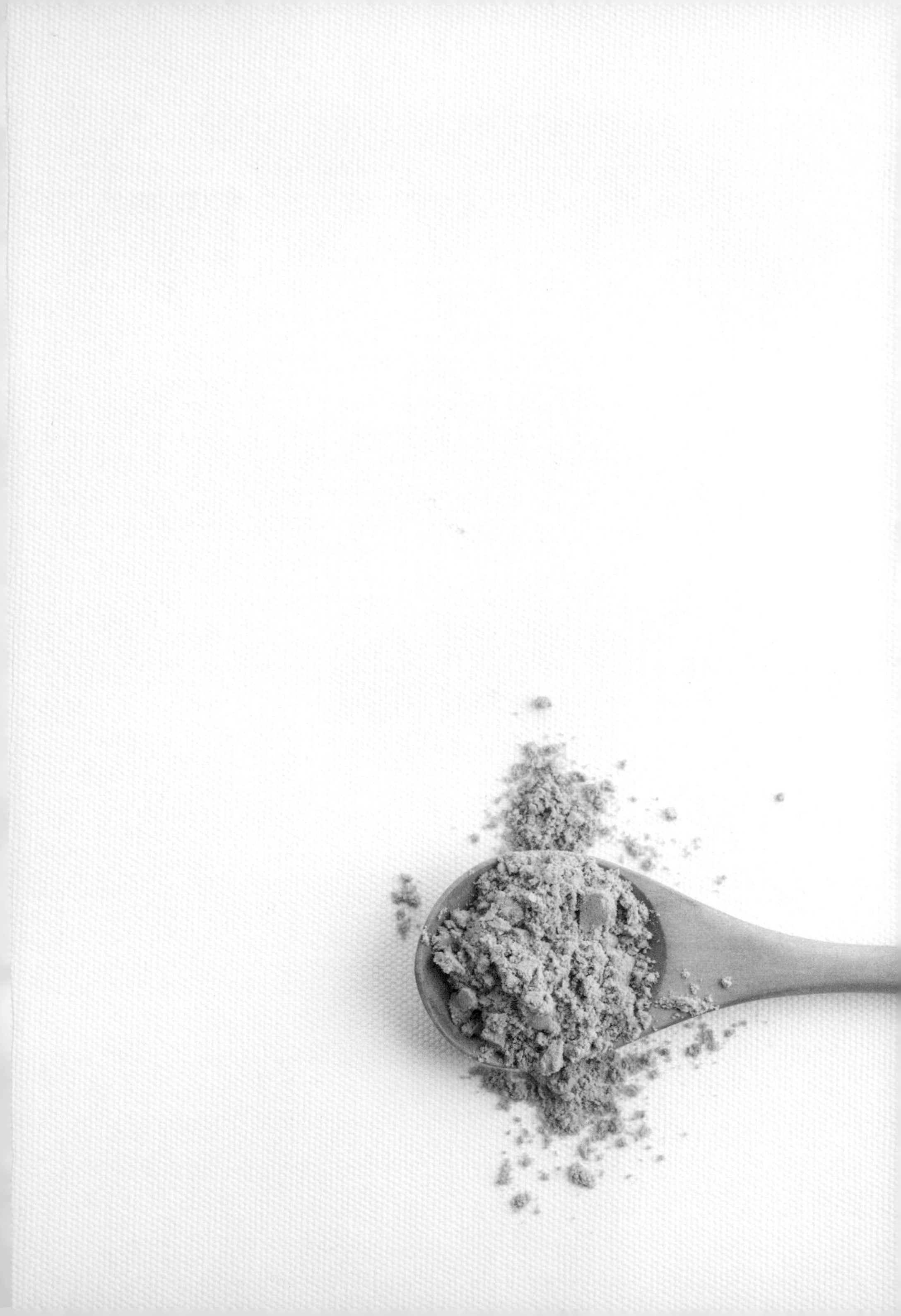

推薦序

印度人長壽祕密的珍寶

臺北醫學大學食品安全學系副教授／楊惠婷

在預防醫學世界裡，保健食品扮演了非常重要的角色，而且越來越重要，有一說是每個人終其一生，體內的細胞都有相當的機會轉變成癌細胞，只是早晚罷了。身體癌化過程的早發與晚發，取決於諸位平日的飲食型態。

也就是說，若想健康養生，「吃」占其因素的八〇％，「動」則占二〇％，只要吃得對，我們便可愉快的享受人生，而非臨老與醫藥相伴。

隨著大數據跟人工智慧時代的來臨，醫學理論被辯證的速度大幅加快，現今的保健醫學觀點，跟我十年前所學的知識相比，已有十分大的變革與進展。

我們可以獲得很多資訊，卻難以分辨資訊真偽，因此，我們的工作重點往往轉移到指導學生及一般大眾，如何判別正確資訊。

吃得健康均衡，看似簡單，實非易事，人們追求健康的方式往往捨近求遠，不在乎日常飲食習慣，過度專注於使用保健食品，然而，大部分的民眾都會在琳瑯滿目的保健世界中迷失，不知該如何選擇。

而薑黃在目前已知具抗氧化功能的天然物中，頗負盛名。除了被印度人廣泛運用、蔚為養生之道，同時累積了相當豐富的科學研究驗證，薑黃料理已被認定為全球八大健康飲食型態之一，是少數能讓我們拍胸脯掛保證的天然保健食品。

然而，坊間有眾多的薑黃產品，究竟該如何選擇？該如何吃？吃了有多少成效？往往成為大家心中最大的疑問。

其實只要透過本書，藉由作者對於薑黃的親身體驗，就能讓各位了解預防醫學之道，而且對於薑黃的本質及特性，也可以有更深入的了解。此外，作者也鉅細靡遺的為諸位說明，薑黃在科學研究中已被證實的十種功效，並教各位如何正確使用這個印度人長壽祕密的珍寶。

對我來說，這本書是一本基於醫者以及教學者的本心，用心闡明天然保健食材使用說明的好書，因此邀請你共賞。

讀者推薦

用食物治病曾經被認為是無稽之談，但是近來不論是醫學界還是一般民眾，均透過飲食習慣治療諸多疾病，而徐載杰博士就是引領這項變化的人。書中提出用薑黃治療消化不良等各種疾病的途徑，真心希望讀完這本書的人都能康復。

醫師／宣在光

每天跟薑黃共進早餐已經六個月了，以前常常消化不良的我，最近不管吃什麼都很容易消化，後來我才發現，薑黃的功效真的很厲害。

演員兼藝人／金奎吏

母親身體欠安，但是接受院長的治療後，竟然奇跡似的康復了。這本書收錄宛如奇跡般的科學故事，故事主角就是薑黃。期盼能有更多人跟我一樣，藉由這本書邂逅奇跡。

籃球選手／金承賢

因為生活不規律和時差，慢性疲勞、睡眠不足、慢性消化不良、肌膚問題，始終困擾著我。但是對於我和我的同事來說，薑黃是最棒的禮物。

空服員／金周妍

不是消除病變問題或進行藥物治療，而是透過食物進行全面性處理，實在太厲害了。這是一本能更貼近自己身體根源的書。

婦產科醫師／柳智媛

徐博士總是走在整合醫學科免疫治療的前頭，並用我們唾手可得的材料治病。我相信致力於治療疾病之前，得先預防疾病，從今天起我也要吃薑黃了！

知名女演員／安善英

作者拿出薑黃這項法寶，並在書中提出根本治療、而非治標不治本的治療法。希望讀了這本書後，會出現越來越多逐漸遠離醫院的人。

Hexain 公司代表兼設計師／楊允碩

徐博士既是一本會走動的健康百科全書，又像是能體諒病患心情的摯友，他耗費多時研究並親身體驗薑黃，我們怎麼能不拜讀一下呢？

主播兼演員／吳靜妍

體內器官正常運作，皮膚才會乾淨，這本書簡單、清楚的告訴讀者，用薑黃就夠了。

SPA the el（專營美容 SPA 皮膚管理中心）代表／李美娜

對運動或減肥的人而言，作者強調的「藥辦不到，食物卻辦得到的事」相當重要。如果你想健康減肥、不復胖，強力推薦你一定要讀這本書，並且身體力行！

MUSCLEMANIA 選手兼現任亞洲肌肉瑜伽協會代表／李夏琳

徐博士的治療理念是「用食物治病」，以及「打造健康的身體，擊退身上的疾病」。希望透過這本有關薑黃的書，能讓所有人都更加健康。

牙科醫師／任宇相

前言
藥辦不到的事，薑黃卻辦到了

當我問病人：「有吃乳酸菌嗎？」他們會說：「偶爾會吃，也會喝優酪乳，有時也會吃清麴醬（按：以大豆為原料製成的食材，有豐富的維他命B2，能促進消化、分解膽固醇）。」我再問：「有吃過薑黃嗎？」他們則回答：「有，在電視上看過院長介紹，所以現在經常吃咖哩（按：薑黃粉是咖哩主成分）。」

然而，優酪乳和咖哩無法取代乳酸菌和薑黃。若想靠食物達到治療效果，必須**在規定的期間內，按時服用一定分量**。

我吃薑黃已經八年了，現在變成薑黃傳教士，推廣薑黃的效力。跟薑黃的因緣，可追溯到在美國讀書時，我正為消化不良所苦。夾在哈佛菁英當中苦讀，壓力不容小覷。況且每天能吃的食物，多半都是麵包或牛排，導致我經常脹氣。

後來，我在健康機能食品區發現薑黃素，薑黃素包裝上寫著：舒緩胃與腸道，對心臟血管系統、神經系統有益。對於當時的我來說，這些效能正是我需要的。

不管是什麼，只要對身體有益，我總是先吃再說，因此，我自然不會輕易錯過薑黃素。況且我大老遠飛到美國攻讀整合醫學，能夠認識全新的營養素，我感到非常幸運，於是我開始一天吃兩次薑黃素。

驚人的是，一星期過後不再脹氣，胃也舒緩不少。我將這件事告訴一起讀書的華裔美籍醫生，他說自己肚子也不太舒服，正為此所苦。聽完我的故事後，他開始吃薑黃素，肚子也舒緩許多。

消化不良的問題獲得改善後，有一段時間我忘了薑黃素。我開始適應美國的飲食生活，連生活模式也有了改變。直到八年前的某天，我聽到一則新聞，關於韓國珍島成功栽培出薑黃。

在這之前，我以為薑黃是從印度或巴基斯坦進口，沒想到韓國也有栽培，據說珍島薑黃的薑黃素含量，比其他國家生產的薑黃還要高。

這則新聞讓我想起在美國時，親身實證薑黃素的功效，於是我立刻打電話給薑黃農場。那天過後，我每天喝薑黃茶，從未間斷過。

喝薑黃茶期間，皮膚率先見效。當時我遵循「先吃再說」主義，服用各種健康機能食品與藥物，但是受到某些食品副作用影響，皮膚冒出痘痘，但是吃了薑黃後，痘痘明顯減少了。

而且，明明沒有運動，體重卻開始逐漸下降，而且即便過了一段時間，也沒有胖回來。後來我才知道，原來**改善皮膚與減輕體重**，**是薑黃素最顯著的功效**。

此後，我詳細記錄身體發生的變化，並同時收集資料、進行研究。

親自驗證薑黃素的功效，且飽覽數千篇研究論文後，我開始把薑黃推薦給家人與朋友，現在也會建議病患攝取薑黃。

咖哩就是眾人熟知的食物，因此大家才對薑黃沒有排斥感，反而是主張靠食物無法治病、認為欲使病情痊癒就得吃特定藥物的人，才會激烈反彈。

如果數千篇的論文都指出該食物有功效，幾乎沒有副作用，也不用經過繁雜的治療過程，那麼可以嘗試利用該食物來治療。這是我推崇透過食物進行治療的理念。

如果長期為消化不良所苦的病患說：「每天喝一杯薑黃茶後，腹部舒緩不少。」或「一天喝三次薑黃茶，皮膚就變得有光澤，而且也瘦下來。」看著這些吃薑黃改善身體的病患，我除了感到開心之外，對薑黃的驚人威力也更有信心了。

不只薑黃，只要病患能擺脫病痛，重新找回笑容與健康，就算是比薑黃更厲害的東西，我也會親自試吃。我認為這是醫生的工作，也是治癒病患的途徑。

每天喝一杯薑黃茶，我敢肯定一、兩個月內，你一定會覺得薑黃是非常好的食材。

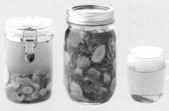

1

攝取薑黃素，增代謝除發炎，有如做有氧運動

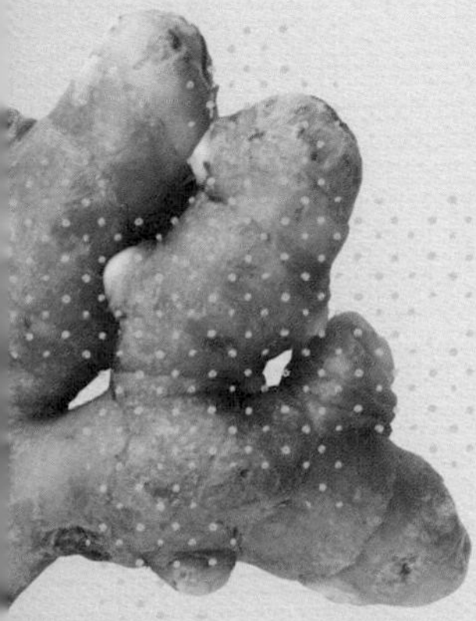

1 代謝失調、發炎是萬病的根源

許多人都有消化不良的問題，症狀大致如下：用餐後經常打嗝、肚子咕嚕咕嚕的叫，或是吃完飯後，過了一陣子還是感到肚子很脹。多數人會認為，這是因為最近壓力太大，才會消化不良。

看診時，我經常聽到病患說：「最近消化不太好。」可是，病患和部分醫生常常不把它當一回事，沒有醫生會告訴病患，消化不良可能會罹癌。

事實上，消化不良是代謝出問題的第一手訊息。攝取食物後，食物會被身體消化，身體吸收需要的營養素、排出不要的殘留物。唯有代謝功能順暢，身體才會健康。

不幸的是，現代人的代謝功能有諸多毛病，如糖尿病、高血壓、高脂血症等，皆為代謝失調的典型疾病。不只如此，如果身體的代謝功能不佳，細胞會發生突變，導致癌症發生。

健檢數字正常不代表你沒事

代謝失調是萬病的根源，但是知道代謝失調有多危險的人並不多。甚至以為代謝失調跟消化不良或發胖一樣，於是出現「壓力大，也沒辦法」或「人老了，這是理所當然的」等想法。

事實上，代謝症候群被認為是慢性疾病的根源，如癌症、糖尿病、心腦血管疾病。代謝症候群是指身體的新陳代謝出問題，進而引發各種危險症狀。

腹部肥胖、高血壓、高血糖、血液中性脂肪偏高、好膽固醇（ＨＤＬ）偏低，被認定為代謝症候群的五大危險因素。符合三項以上，便可確診為代謝症候群（診斷標準見下頁圖）。據調查，十名韓國人中，就有兩名患有代謝症候群。

不過，五項症狀只符合其中一至兩項，能因此安心嗎？事實並非如此，只要

代謝症候群診斷標準

符合三項以上就是代謝症候群		
項目	男性	女性
腹部肥胖	腹圍超過 90cm	腹圍超過 85cm
	身體質量指數（BMI）大於 25	
高密度脂蛋白膽固醇（HDL）	低於 40mg ／ dL	低於 50mg ／ dL
血壓	收縮壓大於 130mmHg 舒張壓大於 85mmHg	
空腹血糖	大於 100mg ／ dL	
中性脂肪	血管內中性脂肪大於 150mg ／ dL	

只要符合其中一項，即代表代謝異常。
千萬別以為未診斷出代謝症候群，就是正常。

※ 身體質量指數（BMI）計算方式：
BMI ＝體重（公斤）÷（身高〔公尺〕× 身高〔公尺〕）

有其中一項，就表示代謝有問題，依然有發病的可能性，只是尚未被確診為代謝症候群罷了。

多數人經過一段時間後，症狀依然沒有改善，才會前往醫院就醫。可是到醫院後，醫生也只會告訴你：「別讓自己壓力太大，還有戒酒、戒菸……。」之後再開能舒緩症狀的藥物。而診斷結果就是，數值處於正常範圍內，所以不是生病。

只要看到健康診斷表上標示「正常」，大部分的人就會感到安心，不會認真端詳該項目。可是，等到數值超出正常範圍，確診為疾病時才開始治療就太慢了，比起接受治療，更該先試著預防疾病。

千萬注意身體的發炎徵兆

癌症始於發炎，雖然眾所皆知，但是人們對於發炎有多可怕，認知普遍不足。

比方說，人們進行健康檢查時，認為誰都可能被診斷出輕微胃炎。通常吃藥一星期，發炎就會消退。因此，對胃炎置之不理就會演變成癌症的說法，幾乎被視為無稽之談。

然而，發炎可說是所有疾病的肇因。**發炎最重要的特性之一，是它會順著血液流至全身各處**。

只要身體某處發炎，它會擴大範圍，對我們的身體造成影響。腦部疾病、心血管疾病、糖尿病、癌症等，全部起因於發炎反應，此事實已被醫學界接受。

如果有代謝症候群，罹患其他疾病的可能性也會提升。**一旦代謝失調，就會發炎、血管變窄**。如此一來，就不能順暢供應氧氣，進而導致腦部活動力衰退，血液也無法順利輸送至關節。

簡單來說，發炎使血液循環出問題，影響身體各個角落。因此，若身體某處出現毛病都不足為奇。

用手比喻的話，會更容易理解。五根手指（病）的長度與形狀都不一樣，但它們都是從手掌（代謝）延伸出去的小分支。

如果把手掌想成代謝失調，疾病會因手掌走向而有所不同（見左頁圖）。

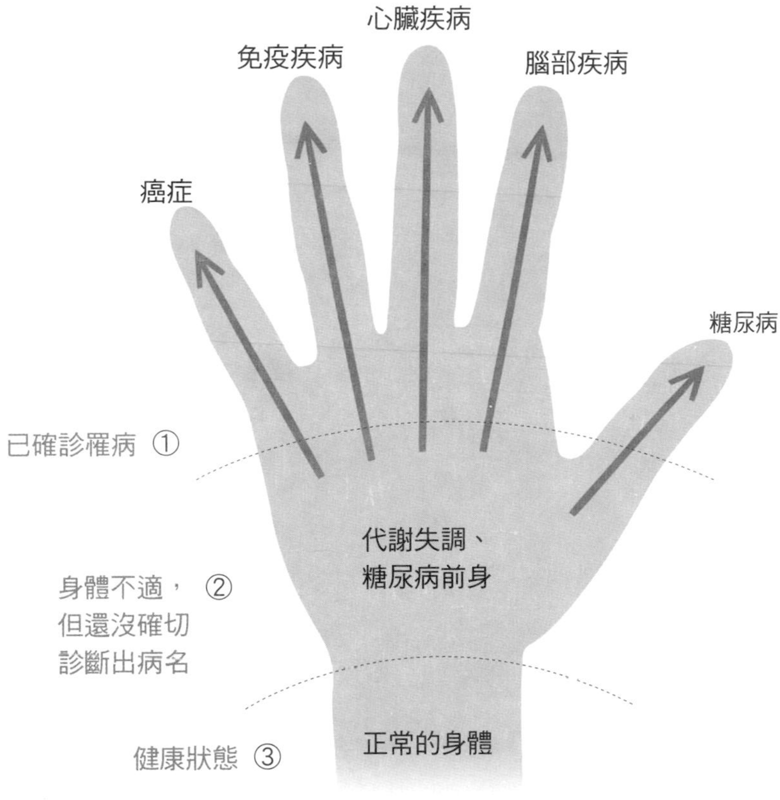

明智的治療方式

如果處於狀態①，應先治療②，才能回到③。
如果是狀態②，重要的是在變成①之前要回到③。
如果是狀態③，注意身體健康，不要變成②。

當身體出現問題時，不能妄想只靠吃藥，就能恢復健康。薑黃能夠協助你的身體回到最好狀態。

不論是癌症還是糖尿病，最終都始於代謝失調。因此，在變成重大疾病前，應先治療代謝失調。

有這些徵狀，就該開始治療

既然如此，何時開始治療好呢？其實，在診斷出病名，或是症狀開始發作前，就該先預防。

如果**沒胃口或消化不良、不易入睡或無法熟睡，或沒特殊原因，身體卻又累又無力，就算沒診斷出明確的病名，也應歸類為不健康，而治療從此階段開始**。

醫生只治療疾病，在確定病名之前，即使病患說「渾身不舒服」，醫生也束手無策。待疾病漸趨成熟且診斷出病名後，方能開始治療，可是那時為時已晚。雖然不是無法治療，但是相對的要付出較多時間、努力與費用，才能痊癒。

相反的，在代謝失調階段剛開始時就接受治療的話，就不會演變成疾病，而且也不需要用藥。在這樣的狀態下，讓身體回歸健康並不困難。

例如，若診斷出糖尿病，吃抗糖尿病藥物不代表能痊癒，只是不會因糖尿病而喪命罷了。我們的目標是如何活得更健康。

所以代謝失調階段不需要藥物，只要吃得好、消化順暢、排泄舒暢，就能讓代謝恢復正常。

2 缺什麼就補什麼，別急著吃藥

生病時，除了要了解為什麼會生病，也要確切認識病情。生活不正常，生病是理所當然的，如果不希望生病，就得找出問題，接著尋求解答，才能重拾健康。

自己是身體的主人，維持身體健康是自己應該做的事。別急著消除症狀，而是先思索該怎麼做才能解決根本問題，並找出方法改變飲食與生活習慣，朝著健康邁進。診斷疾病是醫生的工作，但是治療需要醫生與病患一起努力。

先別急著吃藥

「儘管有吃藥和接受治療，異位性皮膚炎卻越來越嚴重，該怎麼辦才好？」

許多病患因**異位性皮膚炎**感到困擾，雖然遵照醫生的指示接受治療，可是不但沒有改善，甚至惡化。針對異位性皮膚炎，醫生通常會開類膽固醇給患者，只要使用類固醇，症狀馬上就會消除。

可是，疾病的根本原因並沒有徹底解決，**一旦停用類固醇，症狀便會浮現**。當皮膚出現異位性皮膚炎的症狀，**根本原因在於免疫**。如果忽略這一點，只靠藥物治療，就太過草率了。雖然可以馬上減輕病患的不適，但是日後可能復發，或引起嚴重的問題。在接受治療前，一定要回想肇因。

舉例來說，當病人患了胃潰瘍，醫生會開抑制胃酸分泌的藥物。雖然服用藥物後病情好轉，可是過一陣子卻再度復發。

這時需要思考為什麼會胃潰瘍，是因為胃酸分泌過多或胃黏膜變薄？如果胃黏膜太薄，需要攝取蛋白質，而非抑制胃酸分泌的藥物。胃黏膜也屬於肌肉的一種，所以蛋白質不足就會變薄。

平時會**胃痛的人只要多攝取蛋白質，症狀也會消失**，亦能強健胃黏膜。

只服用藥物，卻不知道問題原因，是無法順利治療疾病的。了解疾病、病因，才是治療疾病的起點。

雖然藥物有助舒緩單一症狀，但是長期服用的話，我們難以預料，該成分會在人體內引起什麼副作用。

雖然透過藥理學可得到一些數據，找出副作用不多、又能發揮正面療效的平均值，可是平均值無法反映個別差異。

即使相同藥物，藥效也會因人而異。即使用量一樣，但對某些人來說分量可能太少，以致無法順利發揮療效；分量太多，則出現副作用。

開藥時，雖會盡可能考量開發與臨床實驗階段的變數，但是研究有限，因此依賴藥物或盲目相信藥物，對醫生和病患來說都相當危險。

補充缺少的物質，身體就會健康

假設我們體內有十個甕，甕內有維持身體健康所需的物質，只要其中一項物質用盡，運作就會不正常，進而導致生病。這時只要將甕內含有的物質，重新填滿，身體便能找回原來的功能。

然而，許多人身體運作不正常時，會想要換掉整個甕。也就是說先吃藥，如果病狀沒有好轉，再要求醫生動手術，直接訂出治療方式。

可是，人體不想接收不自然的物質，或任何人為行徑，只希望維持自然狀態，自行找回健康。

舉例來說，許多女性都有子宮方面的困擾。我替中年後期的女性患者看診時發現，有不少人都因為子宮（頸）生病，動過子宮切除手術。

事實上，只要**攝取充分的葉酸**，**就能維持子宮的健康**。葉酸即維生素B9，在體內具有阻止病毒攻擊的作用。因此，當葉酸因壓力、營養不良或能量消耗過度等而用盡時，病毒就會侵犯身體，進而導致子宮頸生病。

子宮需要大量葉酸，葉酸也是孕婦必須攝取的營養素。事實上，曾有位病患在子宮頸癌檢查與人類乳突病毒（human papillomavirus，簡稱HPV）檢查中呈現陽性反應，醫生讓她服用乳酸菌與葉酸三個月後重新檢查，結果呈現陰性反應。

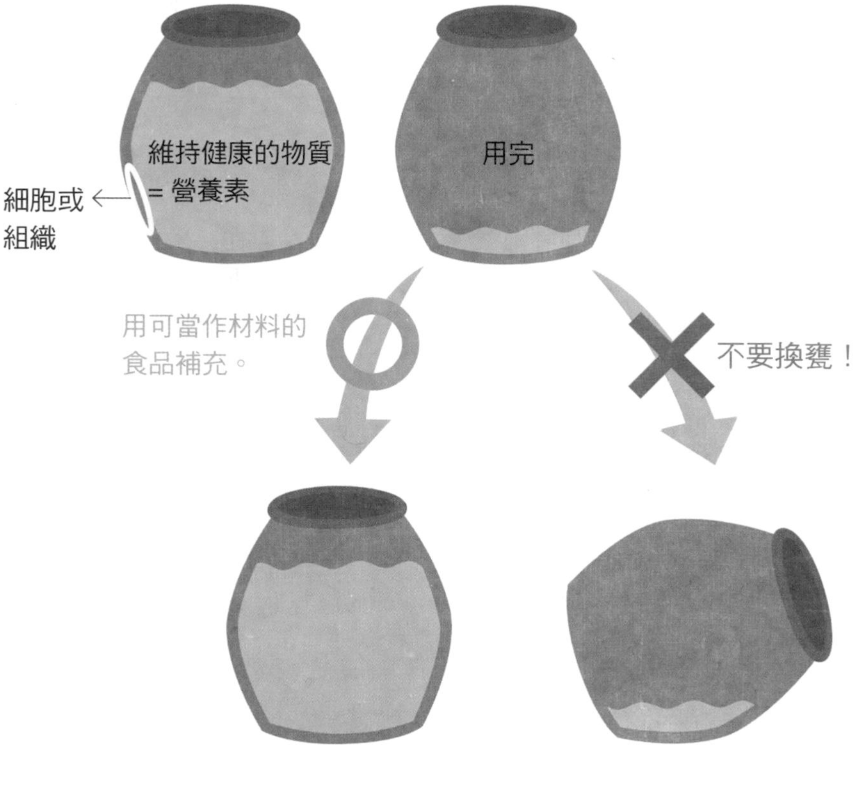

一旦細胞或組織所需的營養素用盡了，功能就會發生異常。
解決辦法是補充缺少的營養素，而不是吃藥、開刀。
如此一來，細胞或組織便能正常發揮功能。

類似的例子還有番茄。番茄對男性健康有益，因為它帶有茄紅素，對前列腺功能有幫助，缺少茄紅素，前列腺就會出問題。此時，需要做的不是吃藥，而是**吃大量番茄**，填滿前列腺的甕。

此外，人類的**眼睛需要葉黃素**，以保護視網膜遠離紫外線。如羽衣甘藍、紅蘿蔔、青花菜、玉米、菠菜皆富含葉黃素，因此如果平時能充分攝取，就不必擔心眼睛變差。

只會開藥的醫生，少看

醫治疾病有三〇%是醫生的工作，剩下的七〇%是病患該做的事。再怎麼厲害的醫生，也無法單憑自己的力量治好所有疾病。

例如，病患必須詳細告訴醫生，身體哪裡不舒服、為什麼會不舒服、有什麼生活習慣等，要先提供有助於治療疾病的可靠資訊。

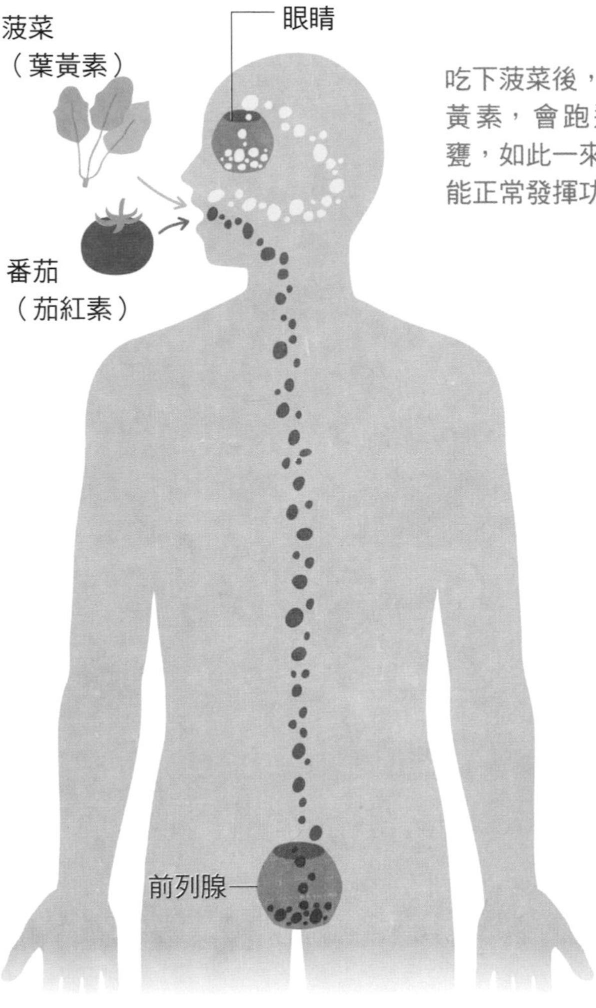

吃下菠菜後，其成分葉黃素，會跑進眼睛的甕，如此一來，眼睛便能正常發揮功能。

吃下番茄後，茄紅素會跑進前列腺的甕內填滿它，如此一來，前列腺便能正常發揮功能。

接著遵循醫生的指示，改變自己的想法與生活，並且跟上醫生的治療進度，這樣才能治病。

可是相較於自己的判斷，有些醫生更相信、依賴藥物。這時你就該問：「有沒有不用藥物，就能醫治的方法？」如果醫生回：「不用藥怎麼治療？」我建議，你得找其他醫生。

病患有義務尋找適合自己的醫生，唯有碰上能仔細檢查自己病情、最能滿足自己要求的醫生，才能得到滿意的治療。

另外，也要不斷向醫生提問，讓醫生了解自己的病情，並且要求醫生進行最佳治療。除此之外，必須相信醫生，同時也得盡最大的努力讓自己康復。

3 好細胞三十天會替換一次壞細胞

無論生病還是康復，全部取決於自己。人會生病，大多是因為生活或飲食習慣不佳；人會康復，是因為遇到好醫生，且有遵照醫生的指示，確實身體力行。

不過，也不能全權交給醫生處理，如果不改變不良生活習慣，找再厲害的醫生也無濟於事。

癌細胞不是癌症的起因

有位七十六歲女性因膽囊癌前來看診，四年前她曾動過膽囊癌手術，可是最近又復發了。她的病況無法在醫院接受抗癌治療，醫生只能請她在家自行調養。

雖然這位女性找我看診，可是她幾乎放棄人生。

「醫生說我最多只能活三個月。既然癌症已經沒辦法治療，我現在也沒有任何指望了。」

我的看法有些不同。這名病患有糖尿病與高血壓，她喜歡吃麵包、麵食與水果，數十年來都有偏食習慣。既然如此，**治療導致癌症的糖尿病，就是病患能力所及的最簡易、最方便的辦法**。

首先，需要排除導致癌症的原因。

現在這名病患正接受第五個月的治療，當然她沒有放棄人生，取而代之的是，她改變生活習慣，也開始運動。值得慶幸的是，她的身體逐漸得到改善。

癌症因誰而生？答案就是自己。如果不治療自己，就無法治療癌症。

這名病患說，她以前沒有好好控制糖尿病，也沒有改變生活習慣，只相信醫院給的控制糖尿病藥物。後來聽到醫生宣告癌症末期，請她放棄治療，她從此一蹶不振。

雖然也可以聽取醫生的建議，選擇動手術、使用抗癌藥物或進行放射線治療等，但是治療權掌握在自己手中。如果決定動手術或接受放射線治療，必須先增強身體狀態與免疫力，讓身體能夠承受治療。

治療絕不能自己不付出任何努力，只聽醫生所言。

你不必只吃健康食物

身體也要像寫作業一樣，要好好檢查、仔細完成。有作業，人才會坐在書桌前翻開教科書。如果沒有完成作業，成績容易退步，或被老師教訓。

人會生病，是因為沒有做好作業（維持健康）。

不過，如果把維持健康當作負擔，可能會因為壓力大而生病。因此，比起高難度的「只吃健康食物」，「**如果吃了一個不健康食物，就多吃一個健康食物」會更合適**。

舉抽菸為例，雖然人們了解抽菸的危險性，但是因為戒不了，所以繼續抽。

如果能不做對健康有害的事當然最好，但對於有菸癮的人來說，戒菸並不是那麼容易。吸菸會導致維生素與礦物質的吸收量下降，因此相較於不吸菸的人，吸菸的人該多吃蔬菜或水果。

細胞突變會引發癌症，但是如果能攝取優良成分，那麼即使做出對細胞有害的行為，細胞也不會突變。每天讓細胞平衡、回歸正常，就是維持健康的作業。

人，平均每二十八天會得到全新自己

我們會喜愛花式滑冰女王金妍兒，除了她卓越的表演能力與獨一無二的技巧外，更因為她失誤時，總能泰然自若的重新站起來。

觀看花式滑冰時，是依據誰失誤比較少來分出勝負，而不是依據誰比較厲害。藉由金屬冰刀站立在冰面上跳舞四分鐘，怎麼可能毫不失誤？金妍兒也會跌倒，然而失誤後，她表現泰然且十分沉穩，忘掉自己的失誤重新開始。不讓短暫的失誤淪落為失敗。

我們的身體也一樣，不能被某個失誤束縛，只要是跟健康有關，一切都不嫌晚。就算起步晚，只要持之以恆、更踏實做對身體有益的事即可。

戒菸一年，卻因為碰到不順遂的事，忍不住又抽了兩個星期。這代表戒菸失敗嗎？

不，只要盡快遺忘短暫的失誤，重新開始戒菸，好好度過接下來的日子。如此一來，就會產生力量，撐過兩個月、兩年，千萬別因為碰上挫折或失誤就放棄。

人體約有六十兆個細胞，細胞平均壽命是二十八天。身體細胞每個月都會進行更換，腸胃的細胞壽命是二到三天，皮膚則是十五到三十天，之後會徹底換成全新細胞。

即使皮膚出狀況，只要維持健康習慣，好好度過一個月，皮膚狀況就會改善。只要不放棄，一定能重新找回健康。假如以前過得渾渾噩噩，也別氣餒，從現在開始努力就好。

4 健康食物很多，但我優先選薑黃

經科學數千篇論文證實，薑黃具備許多特殊優點。**它有助消化作用、活化脂肪細胞的分解作業、對減重十分有效、也能治療糖尿病與癌症**。

薑黃屬於天然食材，不管怎麼吃，都不像藥物會引起強烈副作用。

有些醫生主張、甚至警告癌症患者不可以吃薑黃，我反而想問他們為什麼不能吃薑黃？比起一般藥物，薑黃更安全，沒試過就放棄，豈不是太可惜了？

兩年前，我曾以「排毒之王，徐載杰的二十四小時」為主題上過電視。該節目十分好奇我是如何管理健康的，於是派人貼身採訪我一整天，而我的健康祕訣公開如下：

- **起床後喝玄米茶和排毒果汁。**

- 走路上班。
- 喝薑黃茶和吃營養補品。
- 中餐：簡單的玄米餐。
- 晚餐：玄米餐和肉。
- 睡前兩小時攝取橄欖油。

當時節目內容相當多元，但最受矚目的內容，不外乎是「黃金粉末，薑黃茶是肝的最佳排毒妙方」。節目一播出後，引發相當大的話題，醫院開始湧入大量電話，詢問薑黃究竟是什麼、該怎麼吃、有什麼功效、吃薑黃是否就會自然變瘦。也有不少人在看節目時，逐條記下疑問，之後認真詢問我。從那時起，大家開始稱呼我為薑黃傳教士。

八年前我曾親自體驗薑黃的功效。在美國留學時因為不習慣當地飲食，導致好幾個月消化不良，可是吃薑黃一星期後，問題即獲得改善。而且體重開始減輕，**因麵粉和油膩食物造成的皮膚問題也全部消失了**。日後每當一有機會，我便會建議家人、朋友與病人攝取薑黃。

最重要的是，建議病患吃薑黃後，出現各式各樣的臨床案例，例如**胃炎症狀因此消失、生理期變規律、關節痛消失、還有體重減輕**。眾多具有權威的論文也證實，薑黃的功效是經過科學驗證的。我確信，儘管薑黃不能解決所有疾病，但至少能讓身體不適的人重新找回健康！

價錢低廉但效果顯著

事實上，對身體有益的東西不只一、兩種。如果說消化是邁向健康的第一步，對胃有益的就有高麗菜、青花菜與紅蔘。還有番茄、蘋果、黑豆、大蒜、洋蔥、南瓜、菠菜、堅果類、藍莓等。所有食物中，我會建議優先吃薑黃。

為改善代謝失調，而決定飲食時，應該先後考量安全性、機能性、功效與價錢，而能滿足以上所有條件的就是薑黃。

薑黃不但抗氧化及抗發炎效果顯著，能促進血液循環，改善代謝問題。攝取時，副作用比其他藥用食品少，安全方面也令人安心，而且容易購買。

能讓身體恢復至最佳狀態

血壓太高時，會使用降血壓的藥物；如果血壓下降太多，就減少用藥。可是這樣的方法，只適用於患有其他潛在疾病，或無法改變生活習慣的人，不能套用在所有人身上。

雖然抗血壓藥能控制住當下發生的症狀，卻很有可能因為無法顧及到體內器官而傷及健康。

反之，薑黃含有數百至數千種成分，彼此影響後，又會展現出不同作用。薑黃不是藥，與其說它能治療某種症狀，不如說它能讓身體恢復至最佳狀態。

當身體狀態好轉後，體內機能也會活化，身體便會自行開始治療，接著症狀自然消失。換言之，薑黃本身就是治療的起點與終點。

血液循環快速，漂浮在血液中的殘留物，便會透過大小便或腎臟迅速排出體外；反之，血液中的老廢物質會集中在體內各角落，身體很容易出問題。

血液快速循環對健康相當重要。既然如此，如何讓血液快速循環呢？答案是心臟與肌肉。心臟加壓收縮，且肌肉在一旁輔助，血液才能快速循環。

可是某些人心臟無力且肌肉不足，沒有力氣快速輸送血液。

雖然不是基本解決辦法，但只要吃辛辣食物或身體發熱即可。身體一旦受熱，脈搏數就會增加，血液循環也會加速，促使血液快速循環。

薑黃也有相同功效。研究結果指出，只要攝取薑黃含有的薑黃素，就能達到**有如做完有氧運動般的效果**。而吃薑黃會瘦，就是因為這個原因。

有時間的人可以活動身體，沒時間或無法運動的人，則藉由食物補充活力。萬一沒有餘力，那就先吃薑黃吧！

它不是藥，是食物

印度以咖哩為主食，所以失智、癌症患者特別少。根據世界各國的研究推論，這是薑黃素產生的效果。

一九九五年日本的厚生省（相當於臺灣衛生署）、文部省、科學技術廳（文部省和科學技術廳統合成文部科學省，相當於臺灣教育部）主辦的「抗癌十年計畫」中，也開始進行有關薑黃的研究。

雖然韓國無法像日本一樣，由政府出面提倡薑黃，但如果對治療有幫助，確實值得一試，這就是我推薦薑黃的原因。

為了在健康上奏效，使用特殊成分時，有時會使用較高的分量。如果只吃一點點，身體狀態不會改變。而薑黃是食品不是藥，所以就算吃的分量較多，副作用相對比藥品比較少。

也許你有疑問：「如果薑黃不適合怎麼辦？」我認為，假使一百個人食用之後，有七十人身體有了改善，就值得一試，不適合的三十人再找其他食材即可。

若想找到自己適合的食材，其實非常耗時，所以可以優先嘗試對許多人有效的。吃了之後，如果症狀沒有起色，不吃也無妨。

研究指出，**腹瀉是薑黃的唯一副作用，假如出現腹瀉，可能是薑黃用量太多了**，只要減少用量就好。

先吃吃看，測試它是否適合自己。根據情況的不同，也可能會有副作用，但停止攝取就能解決。

有以下症狀，就吃薑黃！

□ 肚子經常脹脹的，而且消化不良。
□ 吃不多，還是很胖。
□ 身體經常水腫，感覺沉甸甸的。
□ 經常有疲憊不堪的感受。
□ 長期以來到處疼痛不已。
□ 患有糖尿病，或是沒有糖尿病但情緒起伏大。
□ 有手腳發麻的症狀。
□ 經常頭暈目眩且十分疲倦。
□ 經常吃油膩食物。
□ 一星期飲酒三次以上。
□ 難以控制飲食。
□ 幾乎不運動。
□ 皮膚或關節等部位有發炎的症狀。
□ 最近記性突然變差。
□ 有心血管疾病。

自我檢測結果

符合一至五項
健康良好階段

有養成維持健康的生活習慣。由於生病前就該做好健康管理，建議攝取少量薑黃。

符合五至十項
可能罹病階段

雖然尚未出現特殊症狀，但某處可能開始發病。假如超過五項以上，應多加關注身體健康。如果能養成吃薑黃的習慣，二到四週後就能改善症狀。

符合十至十五項
罹患疾病階段

可能已經發病了，錯誤習慣會招致疾病，建議最好馬上開始運動與控制飲食。不但要積極攝取薑黃，也要前往醫院向醫師諮詢。

2

這些人都靠薑黃，重拾健康

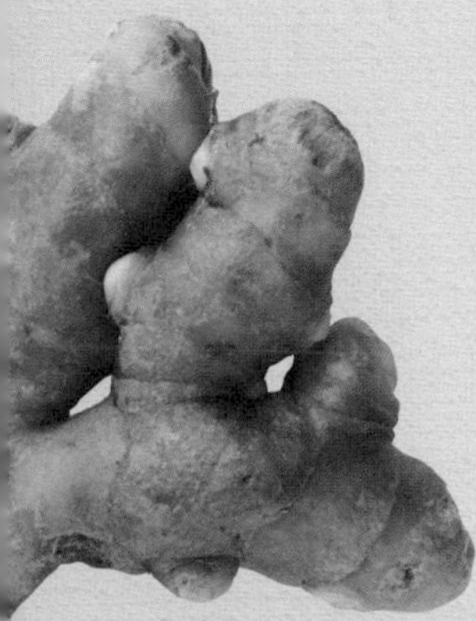

1 一個月擺脫數十年的消化不良

有位七十二歲女性患者，因消化不良而前來就醫。她腹部脹氣超過二十五年，一直以來都有消化不良的症狀。

「胃實在太難受了，連吃東西都令我感到害怕，所以吃得不多。」

不知道是不是因為這樣，相較於實際年齡，她的體型明顯偏瘦。也許是一直打飽嗝且胃在翻攪，氣色看起來不太好。她在看診期間也皺著眉頭、**頻頻打嗝**。

她在四十多歲開始消化不良，四十六歲停經，此後不但消化不良，也深**受腰痛與膝蓋痛所擾**。

近年來，四十多歲女性就停經很常見，可是在當時，這種案例並不多，因此她受到不小衝擊。她說，這段期間許多人十分擔心她，有人擔憂她罹患胃癌，也有人擔心她的胰臟可能出問題。最重要的是，她自己也擔心長期消化不良，可能會衍生出其他問題。

因此，她一直有定期做內視鏡檢查，可是卻不曾發現以上所說的狀況。

這次的內視鏡檢查也沒有任何異狀，我診斷出她有功能性消化不良，囑咐她**吃東西時細嚼慢嚥，然後以兩個星期為一個週期，一天攝取一公克的薑黃粉**。令人驚訝的是，吃薑黃未滿兩個星期，症狀便開始好轉。

「這幾天舒服多了，可以再多吃一些薑黃嗎？」

她率先表達出想增加攝取量。我建議兩個星期之後，一天攝取兩次薑黃粉，一次一公克，接著又過了兩個星期，消化不良的症狀完全消失了。

她說，連一顆藥都不用吃，只需**一個月就能解決問題**，而她卻為此飽受超過二十五年以上的痛苦，一想到就好冤枉。

那天過後，她向親友推薦薑黃。她說：「雖然薑黃略帶苦味，但如果這麼做就能輕鬆治療消化不良，就算每天吃十次也願意。」

現在她的臉色變得更加明亮，皮膚也變光滑了，身邊親友都問她最近是不是去保養做臉，為此羨慕不已。

2 戰勝化療的副作用

「大家都說化療時，要注重飲食、補充營養，可是化療時真的有人吃得下飯嗎？我連一粒米也吞不了。」

一位四十一歲女性患者，因卵巢癌第三期，接受手術治療與化療，日後也要繼續接受化療，可是她不但沒胃口，而且幾乎無法進食。因為無法吞嚥，整個人無精打采，受到化療副作用影響，也為多發性疼痛症所苦。

她擔心以目前的身體狀態，無法撐過化療。

我請這名病患服用薑黃、營養輔助品以及排毒果汁。因化療副作用影響，膠囊會卡在喉嚨吞不下去；排毒果汁與維他命也令她感到噁心，難以下嚥。

儘管如此，她仍盡可能依照我開的處方箋努力實行，儘管碰上難關，還是依照計畫完成所有化療。她說一切多虧了我的治療，所以對我感謝萬分。

一旦接受化療，口腔、食道、胃、腸道的黏膜皆會受損，不僅變得更乾燥，也容易發炎，所以吞嚥食物變得困難。

因化療副作用影響而導致難以進食時，薑黃就能派上用場。**吃薑黃會大量分泌唾液與胃液**，攝取食物與消化食物時，就會輕鬆許多。

這名病患吃薑黃四星期後，不但胃口變好了，消化功能也恢復了。那時，連**多發性疼痛症的問題也幾乎消失**了。

「化療期間，原本覺得排毒果汁的味道很噁心，但現在覺得好喝極了，胃口改善不少。不但睡得好，連大腿的疼痛也消失了。依照院長囑咐的飲食清單吃東西，不再令人難受了，每天也有按時吃薑黃。」

雖然不是只有薑黃的功勞，但薑黃是這些變化的起點。對這名患者來說，薑黃幫助她熬過化療，更讓她恢復健康。

3 恐怖酒鬼，藉由薑黃恢復肝指數

「二十五年以來，我每天都喝兩到三瓶燒酒，不曾間斷過。」這樣的飲酒量確實令人難以想像。不過慶幸的是，除了飲酒外，這名男子沒有其他不良的飲食習慣，不過繼續照這樣下去，遲早會演變成肝硬化。

其實解決辦法十分簡單，就是戒酒。然而，叫意志不堅定的人戒酒根本不可能。**如果戒不了酒的話，只要增強因飲酒而衰弱的功能就可以了**，而薑黃此時就能發揮功效。

我建議他**持續八週服用薑黃**，一天吃三次，每次吃一茶匙薑黃粉，並喝一杯水，同時也吃乳酸菌與排毒果汁。薑黃的主要成分**薑黃素**，**有助肝臟排毒**，**乳酸菌則幫助腸道排毒**。換言之，我選擇能加強體內排毒作用、活化肝臟的方法。

兩個星期後，男子的身體逐漸出現變化。起初來診所時，臉色因慢性疲勞而有些黯淡，但是現在疲憊感減輕不少，連他自己都十分驚訝。此外，膚色也更加明亮，令他相當滿意。

身體狀況改善的同時，最大的變化莫過於他打算少喝一點酒。他說：「雖然以前就經常聽別人說該戒酒了，但如果喝酒會有毛病的話，早就出事了，事到如今說要戒酒有什麼用？」因此他根本沒想過要戒酒。

可是，當他感受到身體逐漸有起色後，便有意藉此機會，少喝一些酒。

肝一旦受損就不能復原，但如果是脂肪肝或肝炎，只要改變習慣，肝多少能復原。在變成肝硬化之前，必須讓肝回到原來的狀態。年輕時復原能力佳，但是年過四十後，要回到原來的狀態就不容易了。

如今，這名男子的肝指數已恢復正常。隨著健康逐漸改善，他也開始矯正生活習慣，喝酒的次數也減為一星期喝兩到三次。不過更重要的是，他開始吃起薑黃粉與排毒果汁等對健康有益的食物。

發現自己身體得到改善後，本來對健康問題袖手旁觀的人也開始改變。能親眼看到薑黃成為幫助這些人的契機，就是我最大的喜悅。

4 遍布全身的錢幣狀溼疹，奇跡般消失

個子超過一百八十公分的高二男學生，跟母親一起前來就診。在我的印象中，他看起來有些謹慎小心，連聲音也十分細小，猶豫不決的模樣跟同齡學生截然不同。他長期為慢性疾病所苦，因此對性格造成影響。

這名男學生是錢幣狀溼疹患者，他為此受苦七年，光是靜靜坐著，褲子就會沾到血，狀況十分嚴重。雖然家人為治療費盡心力，也試遍各種辦法，但是卻絲毫沒有起色。

錢幣狀溼疹也稱為錢幣狀皮膚炎，是一種有如錢幣般大的溼疹在身上蔓延，搔癢難耐。如果亂抓，發炎就會惡化，溼疹也會逐漸擴散。

由於錢幣狀溼疹屬於難以治療的皮膚疾病，可能好轉後又突然惡化。它的特徵是，一輩子都有可能復發。

錢幣狀溼疹屬於免疫疾病，基本治療方式是讓免疫力正常化，所以我給他的處方箋，包含能調節免疫功能的薑黃、乳酸菌、初乳與輔酵素Q10。

薑黃的**薑黃素成分，能有效消除慢性發炎**。他的飲食習慣沒有問題，因此我只提醒他**控制麵粉類食物的攝取量**，避免吃太多。

因為長久以來罹患錢幣狀溼疹，且症狀十分嚴重，所以最初三個月，病情雖有好轉，但因表面傷口結痂後長出新肉，又會發癢而忍不住亂抓。

不過，隨著長出新肉的部位逐漸變多，皮膚明顯減少發炎。到了第四個月，不但沒有繼續發炎，連結痂的位置也只剩色素沉澱。

家屬說：「病了七年的錢幣狀溼疹竟然治好了，簡直是奇跡。」無不為此感到高興。

治好錢幣狀溼疹後，男學生的成績突飛猛進。當年疾病在敏感時期找上門，男學生心理上有些畏縮，因此影響到成績。為了防止錢幣狀溼疹復發，他現在依然每天按時吃薑黃。

5 擺脫失眠與慢性疲勞，找回活力

「有時一個月會到國外出差三、四次，常常只睡一、兩個小時，所以有睡眠障礙，已經想不起來什麼時候有好好睡覺。」

他是上一個案例病患的父親。雖然事業非常成功，但是身體總是又累又沉重，一點幹勁都沒有。他看到長期罹病的兒子擺脫宿疾，認為或許我有方法能幫他解決睡眠問題，所以前來就診。

他原本身體健康，沒有特殊的潛在疾病，但是為事業奔波，頻繁到國外出差，**睡眠時間不足且不規律**，導致他免疫力驟降。

一般來說，晚上十一點到凌晨五點必須就寢，人體內會分泌治療傷口或發炎的物質。可是一旦失眠，這些物質就會變成老廢物質，在體內到處遊蕩，而免疫細胞就得勞師動眾的處理這個問題，因此免疫力下降。

「雖然有想過要吃褪黑激素，但是除此之外，難道就沒有好辦法嗎？」

褪黑激素是調整生理時鐘的賀爾蒙，能察覺白天與黑夜的長短，或不同季節的日照變化。唯有身體妥善分泌褪黑激素，晚上才睡得著。許多人因為到國外旅遊、出差，難以適應時差，或有失眠，他們就會吃褪黑激素。

可是褪黑激素是人體製造的賀爾蒙，如果因為產量不足，靠藥物補充，身體就會不想製造褪黑激素，進而依賴藥物，不吃藥就會睡不著。

比起藥，這時應該吃**能製造褪黑激素的食材**。**最簡單的辦法，就是多攝取肉類與蔬菜**，如此一來，身體就會在必要時刻，或最佳時機妥善分泌賀爾蒙。

除了請這名病患矯正飲食習慣外，我也囑咐他一天吃三次薑黃粉。**薑黃能促進膽汁分泌，使老廢物質變成糞便排出。此外，薑黃也能降低血管發炎**，解決慢性疲勞。發炎問題減少後，原本用來處理發炎問題的能量，就能好好休息，身體自然就會消除疲勞了。

這位病患表示，吃薑黃兩個星期後，疲憊感減輕了。四個星期過後，睡眠品質變好了。就算到國外出差返國後，疲勞也很快就消除了，連他都感到十分訝異。

6 折磨十多年的慢性疼痛，強度驟降

有一名五十多歲的女性患者，皺著眉頭走進看診室，坐在椅子上的樣子顯得很不自在。

「不論膝蓋、肩膀、腰、腳踝、還是手腕……都痛十多年了。雖然膝蓋有關節炎，但其他部位沒有檢查出異狀，為什麼會如此不舒服呢？」

雖然生病的人精神不是很好，但是慢性疼痛患者的神情更是黯淡。身體各處被疼痛折磨數年、甚至數十年，往往會導致憂鬱症。

一般來說，多發性關節炎（每次發作有五個以上關節同時疼痛）是因為類風溼性關節炎、痛風、慢性疲勞，或病毒感染引起的症狀。即使沒有這些潛在疾病，也可能因為其他因素而引發多發性關節炎。

某部位感到疼痛，可能是該部位受傷，但是**諸多部位同時感到疼痛，通常是**

血液或神經所致。

血液沿著血管流遍全身，假使血液裡的發炎物質出現問題，身體各處就會疼痛。不僅如此，若沒有及時分泌神經傳導物質減輕疼痛，也可能出現多發性關節炎症狀。

多項因素導致這名病患罹患多發性關節炎。她因為做家事導致肌肉疼痛，且更年期導致賀爾蒙分泌產生變化，因此肌肉疼痛更加惡化。

此外，錯誤的飲食習慣使她日益增胖。但礙於肌肉疼痛，造成運動量不足，不適症狀漸趨嚴重，因此形成惡性循環。

全身同時出現疼痛時，很有可能是慢性發炎。因為薑黃能抗發炎，所以我建議該患者攝取薑黃。

前兩週沒有太大的變化，不過她說：「平常消化不太好，可是開始吃薑黃之後，消化比以前更順暢了。」她一天吃三次薑黃粉，到第四週，疼痛強度驟降，到第六週時，疼痛次數也減少了。

「以前沒做任何事，光是躺著就覺得身體又痛又疲憊。吃了薑黃後，不但疼痛感消失了，而且體重變輕、皮膚也變好了。」

本來因更年期而感到憂鬱，可是卻意外迎接更健康的人生，令她相當欣喜。

7 確診為短期失智後，重新找回記性

「這句話妳已經說三次了，怎麼一直重複同樣的話呢？該不會失智了吧？」朋友無心說的話，卻讓這位七十二歲的女性非常震驚。

她擔心自己真的失智了，於是前往醫院做檢查，被診斷為失智症。醫生告訴她，必須接受行為治療與認知治療，下次看診時須請監護人陪同就診，此話使她無言以對。

這位女性表示，其實這樣的事發生許多次了，有次曾提早抵達聚會地點，獨自一人等待時，卻想不起來這裡是哪裡。她以為只是年紀大了，記憶力不好，所以不以為意，但沒想到真的是失智。

「醫院說只要吃藥、接受治療就會好轉，可是卻沒告訴我接受治療時，該做些什麼、如何改變飲食生活才對失智有益。我擔心癌症復發，所以對食物下了許多功夫。」

檢視病患的生活習慣後，我發現曾經罹患癌症，可能會引發失智。這名病患五年前曾被診斷出膽囊癌第二期，動過膽囊切除手術，也進行過八次化療。可是之後**手腳常常發麻，也為頭暈和慢性疲勞所苦**。接受化療後，胃口也變差，健忘症也越來越嚴重。

因為胃口差、消化不好，她吃得相當少，甚至以為吃肉會提升癌症復發率，所以不吃肉。對年長者而言，吃太少和只吃蔬菜，無法攝取足夠的營養，是不良飲食習慣。

為了預防失智這類神經系統疾病，必須適當攝取葉酸（維生素B9）與維生素B12，而**肉類含有豐富維生素B9、維生素B12**。雖然上年紀後，吃太多肉對健康有害，但是沒有吃適量的肉類，反而對健康更糟。

比起在意分量，吃得均衡更重要。

減少進食量，一開始可能會覺得消化順暢，可是如果未能好好攝取營養，就算吃得再怎麼少，消化功能也不會改善。缺乏維生素B12也會對胃功能造成影響，最好不要減少進食或不吃肉。重要的是營養要均衡。

薑黃能促進消化功能，以這名病患來說，吃薑黃一星期後，消化功能改善，進食量也增加了。

兩週後，病患的身體狀態有了起色。再過了四週，她明顯感受到記性開始恢復。後來她再度接受腦波檢查，結果一切正常，腹部電腦斷層攝影（computed tomography，簡稱 CT）檢查結果也是一切正常。

8 說不出口的搔癢感，擺脫慢性陰道炎

有位二十多歲的年輕女性，因陰道炎而前來就診。起初出現陰道炎症狀時，她服用婦產科開的抗生素與抗組織胺（按：能減少組織胺對體內受體產生效應，減輕身體對過敏物質的過敏反應。雖然用途廣，但副作用多，如抑制呼吸、頭痛、失眠、腸胃不適等），雖然症狀有好轉，可是之後卻一再復發。現在即使有吃藥，症狀也未獲得改善。

陰道炎是七五％女性會面臨的典型婦科疾病。只要是女性，一定都曾遇過外陰部搔癢、惡臭、排尿疼痛、黏稠分泌物等症狀。一旦免疫力變差，該疾病就會發生在女性身上，因此它也被稱為「女性的感冒」。

益生菌經常棲息在女性陰道內，幫助身體對抗病菌。然而，只要免疫力下降，壞菌就會增加，進而引起陰道炎。

因陰道炎就醫時，通常會用抗生素殺死壞菌，但是抗生素也會一併殺死益生菌，導致免疫力變得更差。

搔癢是陰道炎的主要症狀，而女性也應注意抗組織胺的副作用，雖然該藥能消除搔癢感。但長期使用，發炎很有可能會變成慢性發炎。

以這名女性患者來說，持續服用抗生素與抗組織胺，免疫力不但沒提升，更引起陰道炎。沒有解決根本原因，只靠藥物暫時舒緩症狀，才會演變成慢性發炎。

她罹患陰道炎，卻遲遲無法改善的最大原因，是飲食習慣跟作息。

她是大學生，不但沒吃早餐，又因為上課時間，無法按時吃飯，又經常吃麵包或加工食品果腹，營養不夠均衡。再加上失眠、睡眠品質差，導致免疫力下降。

光是吃藥卻不改變生活模式，陰道炎當然不可能痊癒。

慢性陰道炎屬於慢性發炎，因此薑黃的抗發炎作用，有助於解決問題。她一天攝取薑黃三次，兩週過後陰道分泌物減少了，搔癢症狀也改善不少。又過了兩週，身體功能全部恢復正常。

不僅發炎反應變少，睡眠品質得到改善，整體健康狀態也因為改變飲食習慣而提升。

「明明吃藥都不會好，可是吃了薑黃後居然改善這麼多，連皮膚都變好了。不知道是因為吃薑黃，還是少吃麵粉類食物的關係，消化變得十分順暢，肚子不再脹氣。」

如果你跟這名病患一樣，對薑黃半信半疑，我建議你先吃薑黃粉，吃過之後，再下結論也不遲。

9 不受控制的血糖值，回到穩定範圍

「早上太太將我搖醒，睜開眼後才發現，我聽不清楚太太的聲音。我感到不太對勁，雖然試圖起身，卻頭暈、腿軟，但躺下後又沒事了，所以我想應該沒什麼事。但到了下午，左耳卻莫名聽到類似冰箱運轉的聲音，我又開始聽不清楚聲音了。」

耳鼻喉科說是突發性耳聾，雖然吃了藥，可是發病原因不詳，症狀也未見好轉。他心裡有數，便去檢查血糖值，結果血糖值為五百九十六毫克／分升（mg／dl）。

雖然有吃糖尿病藥物，但是病情嚴重，以致未能控制血糖。

糖尿病併發症中，嚴重的有失明或腳趾腐爛，但卻鮮少有人知道聽力也會出問題。一旦血糖過高，便會侵蝕血管壁，進而引起各種併發症。不只眼睛、腳趾跟耳朵，身上的任何器官都有可能受影響。

如果糖尿病患者出現耳鳴或耳聾，根本治療方式是改善血糖值，但是患者始料未及的是，耳鳴或耳聾是因糖尿病造成的，所以總是先前往耳鼻喉科就診。不過，通常只要控制血糖，這樣的症狀就會自然消失了。

降低血糖值刻不容緩，於是我開了**薑黃和乳酸菌**處方箋給他，還補充維生素與礦物質。薑黃能使胰島素正常運作，協助糖尿病患者改善血糖問題。

開始控制飲食後，過了兩週，血糖值降至穩定範圍，可以靠糖尿病藥物控制血糖了。

「我以為光吃糖尿病的藥就沒問題了，可是卻不是這麼一回事，我太依賴藥物，以致沒有好好照顧身體。現在開始我要認真吃薑黃、少喝酒、多運動。」

許多人吃了薑黃後身體開始改善，因此更加注意自己的健康，並且為了健康而努力。從這點來看，薑黃可說是健康的最佳動力來源。

10 從痛風的痛苦中解放，甚至瘦下來

「明明沒撞到也不曾受傷，手指和腳趾卻疼痛不已，雖然疼痛感沒有非常嚴重，但突然出現這樣的症狀，難免讓人懷疑是否哪裡出問題。」

這名男性是友人的弟弟，他本來只是來醫院打聲招呼。但友人常說弟弟太常喝酒，所以我打算有機會的話，要跟弟弟碰面了解情況。

許久不見，他胖了不少，當他坐到椅子上，襯衫馬上緊繃了起來，渾圓體型表露無遺。

他一個人住在外面，幾乎天天喝酒，飲食也不規律。他不吃早餐，晚餐則用酒和下酒菜取代正餐。他說，下酒菜主要是吃五花肉或辣炒雞，深夜有時會吃泡麵或微波加熱的白飯。聽完他的話，我既無奈又擔心。

可是仔細想想，韓國單身上班族的普遍生活模式，可能都跟他一樣。沒有按

時吃三餐，也較難顧及營養與均衡。

我幫他做血液檢查，血液檢查結果顯示尿酸數值為九．〇，因此我懷疑他患有痛風。正常來說，男性的尿酸值應介於三．三到七．五之間，相較之下，他的數值偏高。

痛風是尿酸沉澱在關節內與組織中引起的疾病，好發於大腳趾、足背、腳踝、後腳跟、膝蓋、手腕、手指、手肘等關節與腎臟，患者通常在深夜，突然被腳趾痛醒。

隨著病情惡化，會逐漸感到骨頭疼痛欲裂，嚴重的話，甚至會導致關節變形。痛風主要發生在男性身上，年紀越大且血液中尿酸濃度越高，發病可能性越大。

我請他用一公克薑黃粉泡茶，一天喝兩次，同時服用乳酸菌。疼痛屬於代謝障礙，會導致慢性發炎，而薑黃對此有所幫助。一個月後他打電話給我，說明明只有吃薑黃和乳酸菌，疼痛感卻消失了，體重也掉了兩公斤。

三個月後又做了血液檢查，尿酸數值回到正常值六．三，緊貼胸口與腹部的襯衫看起來也沒那麼緊繃了。

11 終於擺脫煩人的過敏

春天的陽光溫暖舒適，大部分的人都期待迎接春天，可是對這名三十四歲的男性來說，他害怕春天。

「已經十年多了，不只**眼睛經常充血，鼻水和噴嚏也非常嚴重**。眼睛和鼻子搔癢難耐，**膝蓋彎起來的部位也有異位性皮膚炎**。」

他一進到看診室，吸引我目光的正是他左邊眉毛上方的異位性皮膚炎。如同他所述，他在看診期間也不斷擦著鼻水。

他說：「每到春天、秋天，症狀變得十分嚴重，不但會接連打噴嚏，連鼻水也會一直流個不停，所以吃藥控制。不知不覺就這樣過了十年。」他比任何人了解抗組織胺藥的害處，但是如果不吃藥，症狀會嚴重到影響社交生活，因此不得以只好繼續吃藥。

他表示自己年幼時，患有異位性皮膚炎與鼻炎，現在則是膝蓋和手肘彎起來的部位，不定時出現異位性皮膚炎，但是年幼時症狀十分嚴重，晚上都會睡不著。不過，因媽媽堅持治療與飲食療法，升上高中後，他徹底擺脫異位性皮膚炎。可是現在礙於工作，他離開父母，一個人住，異位性皮膚炎因此復發了。

事實上，這一切都是因為飲食、生活習慣不正常。他幾乎每天吃麵粉類食物與加工食品當正餐，一星期中有五天會喝酒，儘管喝得不多，但是只要兩天沒喝就會感到空虛，飲酒儼然是家常便飯。

飲食不均衡導致腸道內微生物不平衡，並出現過敏性發炎。基本上來說，過敏性發炎也是慢性發炎，因此我建議他攝取薑黃，利用薑黃抑制發炎物質，再透過乳酸菌維持腸道內微生物的平衡。

他對利用食品治療過敏十分感興趣，便欣然接受治療。他想提高免疫力，於是不久前開始吃維生素C。他表示這次要徹底擺脫抗組織胺，意志十分堅定。

四週過後，搔癢症確實減少了，六週後鼻水與打噴嚏的問題也幾乎消失了。之後他持續服用薑黃，安然度過春季、秋季。

他不僅會克制麵粉類與加工食品，連酒也減為一星期喝一到兩次。託薑黃的福，他擺脫過敏問題。

3
經科學驗證過的奇跡

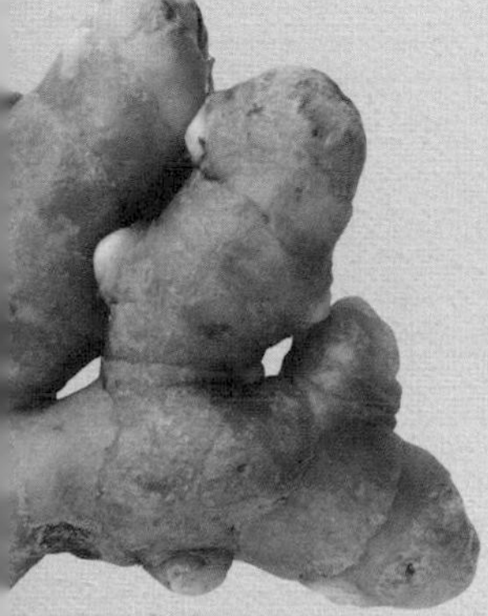

1 它是天然抗生素：抗炎、抗菌、抗癌

薑黃被譽為「田裡的黃金」，但大部分的人都不知道它是什麼，其實薑黃就是咖哩的材料之一。薑黃是塊根作物，泛黃且帶有苦味。

在韓國稱薑黃為鬱金

薑黃經由日本傳到韓國，其日文發音為「うこん」（ukon），傳到韓國後稱為鬱金。由於印度跟韓國的氣候、土壤不同，因此薑黃跟鬱金的顏色與香氣也略有差異。

不過就營養學來說，兩者幾乎沒有差異，所以最近韓國食品醫藥品安全處，

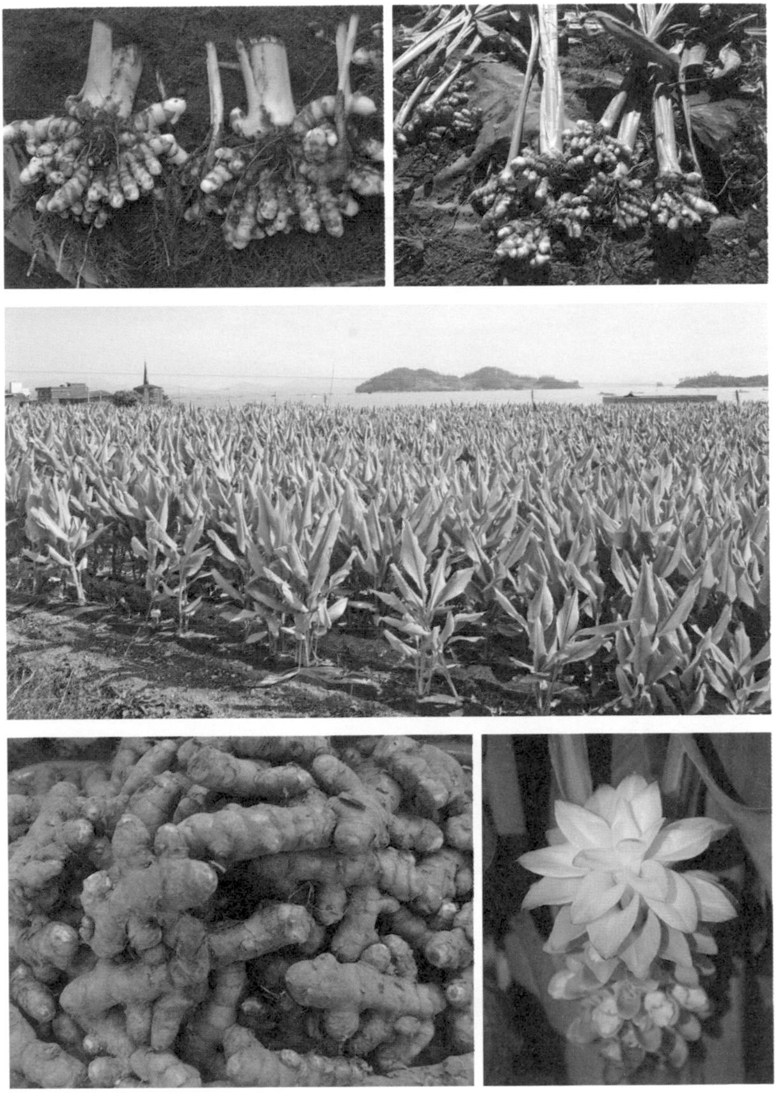

薑黃的樣子。

將鬱金與薑黃視為同一樣東西，共同使用兩個名稱。

相較於鬱金，印度產的薑黃顏色較深，香氣與味道也較為濃烈。不過兩者其實沒有太大的差異。

薑黃屬於生薑科，形狀跟生薑相似，廣泛用於藥材、食材、染料等，外形凹凸不平，平均可長至五十公分到一百五十公分，韓國產的薑黃，四到六月會開米黃色的花。我們使用塊根部分，剖半會看見黃色果肉。

大部分的作物在秋天採收，但是韓國產的薑黃要到十一月到十二月，等莖乾枯才會採收，因為受到氣候影響，必須等到冬天，薑黃果肉才會熟成、變黃。

用舌頭舔黃色果肉，會感受到又麻又辣的強勁苦味，有些人會排斥這股味道，但是薑黃對健康相當有益。它能促進唾液分泌、提振食慾，而唾液中的消化液有助於消化食物，能減輕腸胃的負擔。

挑選薑黃要注意果肉厚實，且沒有外傷或紋路，摸起來又鬆又軟，才能放得比較久。越新鮮的薑黃，營養成分越高。

鬱金和薑黃的比較

	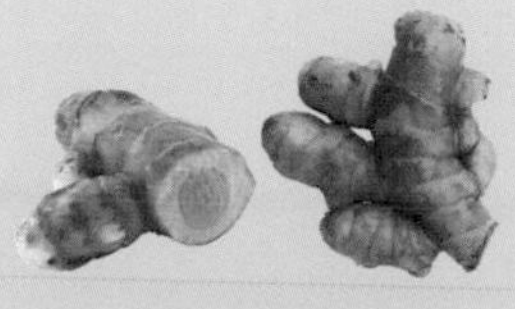 鬱金	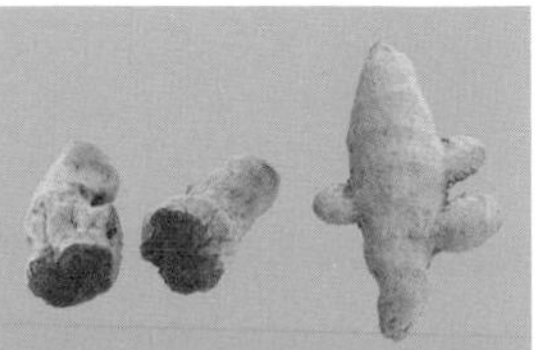 薑黃
原名	Curcuma longa	Curcuma aromatica
栽培地區	韓國等溫帶地區	印度、中國與臺灣 中南部等亞熱帶地區
採收時期	11 到 12 月 （以珍島為準）	一年四季皆可栽種採收
長度	50 ～ 150 公分	90 ～ 100 公分
花色	米黃色	淡紫色
葉形	正面與背面潮溼光滑， 葉片又細又長	正面溼潤，背面有軟毛， 葉面又大又寬
根部形狀	塊根	根莖
根部顏色	深黃色	黃色
味道	又辣又苦	微苦且帶有芥末的辣味
粉末感覺	本身有油脂，會像麵粉 一樣結塊	像鹽巴顆粒一樣散開
中藥性質	寒	溫
薑黃素含量	約 1% （以珍島鬱金為準）	0.4 ～ 0.65%

金黃天然色素的奇跡，薑黃素

科學證實薑黃含有大量營養成分，關鍵在於薑黃素。

薑黃素能抗氧化、抗發炎，且效果顯著，用來預防慢性疾病與治療。過去二十年來，有七千多篇論文與雜誌，記載有關薑黃素抗氧化、抗發炎、抗菌、抗癌效果的研究結果。

薑黃素就是植物的黃色色素，咖哩之所以呈現黃色，是因為用薑黃調配。

植物色素不但能產生味道與香氣，也能對抗細菌、病毒、黴菌。植物細胞為了生存，會自行製造更多的化學物質。可食用的植物中，包含一千多種植物性化學物質。

這些化學物質被稱為「天然抗生素」，功效無窮無盡。**進入人體後能防止細胞受損、降低膽固醇、清除自由基、抑制癌細胞增生。**

薑黃約可長至 50 到 150 公分，
長得像芭蕉，根部被當作藥材使用。
根部一樣硬實且凹凸不平，
切開後果肉呈現鮮黃色。

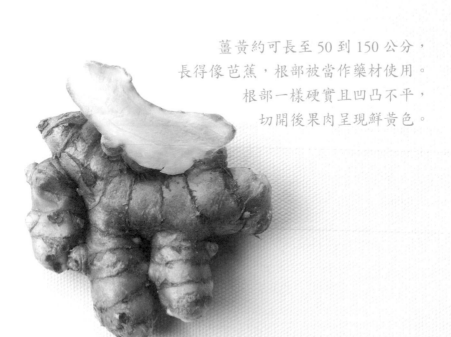

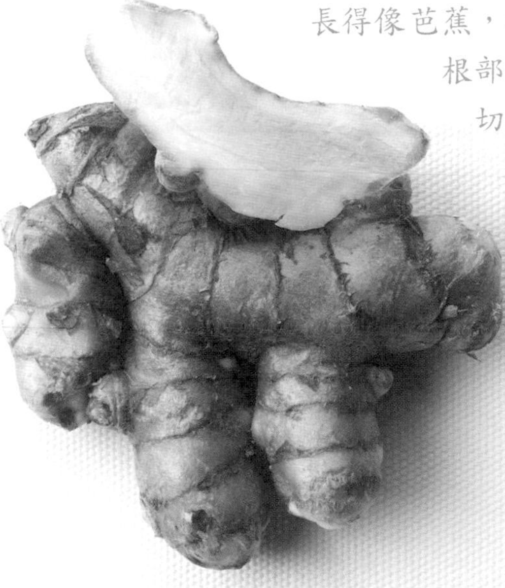

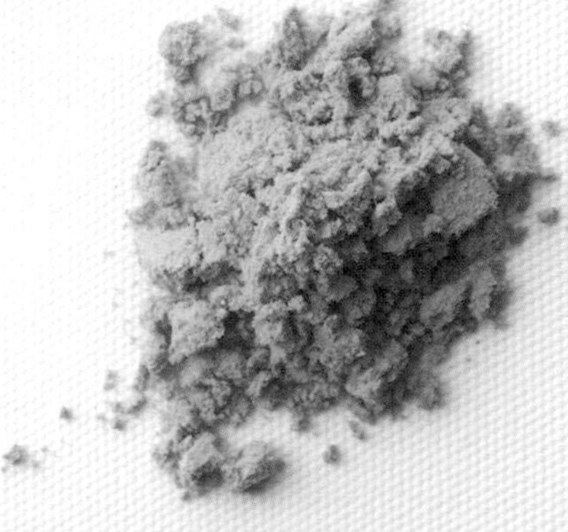

黃色色素稱為「薑黃素」，
能預防及治療各種疾病。

為什麼印度人不易罹癌或失智症？

據說早在很久以前，印度人旅行時，一定都會攜帶薑黃，在用餐時食用，以預防食物中毒或水中毒。他們也會用薑黃製作藥膏，塗在傷口上，用來舒緩疼痛。直到最近，現代醫學才證實薑黃能抗菌、消炎、舒緩疼痛，但印度人早已廣泛利用薑黃。

根據二〇〇二年世界衛生組織（WHO）資料顯示，**印度人的癌症發病率，是美國人癌症發病率的七分之一**，尤其是食道癌發病率低，於是醫學界開始研究薑黃素的抗癌效果。

研究結果超乎預期，薑黃素可抑制蛋白質表現，阻斷癌細胞成長，並且有效消除腫瘤細胞。

更重要的是，薑黃素**能有效預防失智（阿茲海默症）**。印度老人失智發病率相當低，因此廣受全球關注。相較於美國人，印度人的發病率僅有四分之一，而印度某地區的老人失智發病率甚至不到一％。

許多研究人員對此深感興趣，遂開始進行研究，過程中發現薑黃素對心臟與血管會造成極大影響。研究指出，薑黃素能防止β澱粉樣蛋白沉澱在血管內，有效預防失智，同時也能**清除血管的低密度脂蛋白膽固醇（LDL），預防大腦與心血管疾病**。

2 治療肥胖、糖尿病、癌症最有效

韓國人相當喜愛「對某處有益」的食品，但是很難說薑黃對何處有益。原因在於，代謝失調是所有疾病的開端，而薑黃能改善整體代謝，消除所有疾病的根本問題。

薑黃的功效五花八門，各種學術刊物與論文最常提到的是針對肥胖、糖尿病、癌症的功效。科學研究證實，薑黃對這三種疾病的功效最為顯著。

光吃薑黃體重就會減輕

吃薑黃的人最常說的話，就是變瘦了。明明沒有多做運動或控制飲食，但是自從吃了薑黃後，便漸漸瘦下來，維持體重、不復胖。

事實上，研究結果顯示，薑黃確實可改善肥胖問題。

薑黃能促進膽汁分泌、活化脂肪酶，**協助身體分解脂肪**，防止不必要的發胖。此外，薑黃有助消化、吸收，能及時排出毒素與老廢物質，提高代謝率。因**無須使用胰島素，就能將醣類或脂肪轉化為能量，所以就算吃得少，身體亦產出高能量**。當新陳代謝活躍後，會消耗更多熱量，多餘的脂肪不易堆積，因而得以減輕體重。

除了減重，**薑黃也能預防便祕**。一旦進食量減少，腸道蠕動變慢，就會導致便祕。而膽汁能促進腸道蠕動，所以吃薑黃能解決便祕問題。

有研究指出，因薑黃素會抑制發炎物質的細胞激素分泌，所以可以用來治療跟肥胖有關的代謝疾病，如動脈硬化、癌症或糖尿病。不僅如此，它也具有減少體脂肪、降低心血管疾病風險的作用。

改善第二型糖尿病

我們攝取的食物中，碳水化合物分解後會變成葡萄糖，胰島素會協助葡萄糖進入細胞轉變成能量。該過程一旦出問題，便會導致糖尿病。

只要胰島素功能變差，細胞將無法有效燃燒葡萄糖，此狀態稱為「胰島素抗性」（按：insulin resistance，指脂肪細胞、肌肉細胞和肝細胞對正常濃度的胰島素產生反應不足，亦即這些細胞需要更高的胰島素濃度才能產生反應），是糖尿病的肇因。大量使用胰島素，或是因為胰島素無法正常發揮功能，以致血液中的葡萄糖濃度變得太高，葡萄糖就會隨著尿液排出。

血液中的葡萄糖數值太高，身體就會持續製造胰島素，但是胰島素卻無法發揮作用，導致葡萄糖無法進入細胞。代謝發生異常時，一旦出現胰島素抗性，就會引起高脂血症、高血壓、糖尿病。

所謂的腺苷酸活化蛋白激酶（AMP- activated protein kinase，簡稱AMPK酵素）能調控能量代謝。當體內能量不足時，他會命令身體分解葡萄糖與脂肪，以便製造能量。

糖尿病患者沒辦法活化 AMPK 酵素，無從察覺身體能量不足，也無法製造能量。

薑黃能改善糖尿病，正是因為能活化 AMPK 酵素，告知身體能量不足，讓身體正常製造能量，同時幫助胰島素正常運作。

既能防癌又能治癌

薑黃素功效中，最受關注的莫過於它能誘導細胞凋亡（按：apoptosis，為一種細胞程序性死亡，細胞主動採取自殺行為）。當細胞受損或有危險時，為了不對周圍細胞造成不良影響，會在適當時機自殺。一旦發生細胞凋亡，細胞便會分裂成許多小碎片，隨後被巨噬細胞清除乾淨。

萬一受損細胞沒有自殺、繼續存活下來，這時細胞就會壞死。可是，發生細胞壞死時，細胞膜會像氣球一樣破掉，細胞內的各種物質便會向外排出，而這些物質會損害周圍細胞，引起發炎反應。

正常細胞：該凋亡時，會凋亡的細胞。

生病細胞：該凋亡時，卻不凋亡的細胞。

腫瘤、癌：未凋亡且無限繁殖的細胞。

罹癌的其中一個原因，是細胞凋亡未能及時發生。變成惡性腫瘤的細胞不但沒有自殺，反而繼續繁殖，感染其他細胞，進而引發癌症。

目前，醫學界眾多研究人員正埋首研究，該怎麼做才能誘導癌細胞自行發生細胞凋亡。

其實利用薑黃就可以了。薑黃能活化細胞凋亡，薑黃素能抑制癌細胞增生、成長，具有防止癌細胞轉移等抗炎功用。

3 增進胃部血流和膽汁，促進消化、淨化血液

皮膚變好、消化更順暢了、體重減輕，這些都是攝取薑黃後，最常看見的功效。吃薑黃之後，大約兩週，皮膚會開始出現變化，四週過後，胃會舒緩許多，代謝也會變得更活躍。

消化是健康的根本，薑黃的最大功效

有句印度俗諺：「消化順暢的人，不會有不治之病。」意指消化是健康的關鍵。如果人無法消化及吸收食物，即使吃了對身體有益的食物，也只會變成毒素

與老廢物質。

因此，治療所有疾病前，要先恢復消化功能。即便吃相同食物，也會依身體消化狀況，而變成對身體有益或有害的物質。

若消化不良，導致食物不但沒被消化，還會在腸道內腐敗，製造出老廢物質與毒素。這些毒素滲入血管後，在全身四處遊走，不但血液無法順利流動、血管與神經會產生問題，各個臟器與器官細胞，也將無法及時獲得養分，導致代謝無法順利進行，發炎物質也會增加。

如果不重視消化，體內就會充斥發炎物質與毒性物質，大量分泌壓力賀爾蒙，造成頭痛、腹痛、慢性疲勞、關節炎等。

不過，薑黃的最大功效就是促進消化功能。薑黃能**增進胃的血流，促進膽汁形成**以幫助脂肪分解，因此光是吃薑黃就能提升消化功能。

排毒作用強，可淨化血液

人一旦上年紀之後，身體吸收營養素、代謝能力變差，排毒能力也會減弱。如果排毒作用要發揮功效，消化系統（食道、胃、肝臟與胰臟、十二指腸、小腸、大腸）就得善盡自己的職責。假如消化過程中，器官功能未能正常發揮，食物就會變成毒素。其中又以肝臟功能最為重要，因為肝臟能分泌膽汁。

薑黃最大功效之一是促進膽汁分泌，膽汁有助於讓毒素變成糞便排出體外。食物經由十二指腸進入小腸，小腸內壁突起的絨毛，會決定要吸收還是排出食物。如果是對身體有益，絨毛會吸收食物當作養分使用；如果認為食物是有害的物質，就會將食物視作老廢物質排出體外。

可是，如果這些過程在小腸內未能順利進行的話，毒素被小腸吸收進入血液中，再順著血液擴散至全身。毒性物質對脂肪的親和力極強，一旦脂肪與毒性物質相互結合，會引起脂肪肝或高脂血症等問題；若造成免疫功能異常，則會引起風溼病。

毒素一旦流入血液中，腦部會將它視為抗原（異物），然後製造抗體，兩者結合形成免疫複合體，接著在肝臟內再次進行排毒程序，將其清除。如果體內的毒素沒有排出來，毒素會再度被血液吸收，變成更棘手的物質。

因此，能順利排出毒素相當重要，此時能幫助毒素排出的就是膽汁了。

舉例來說，清潔劑的成分容易跟油漬結合，所以用清潔劑能去除髒汙。膽汁的作用與清潔劑相似。消化過程中，膽汁會去尋找脂肪，發揮消化的功用。

薑黃能幫助胃消化，亦能促進膽汁分泌，因此可順利排出堆積在體內的毒素，維持血液健康狀態。

體內主治醫生，提高免疫力

現代人的疾病通常是免疫力不佳引起的。

因免疫力差導致的疾病大致可分為兩種：一是免疫力不足，產生癌症或感冒等代謝疾病與感染疾病；二是特殊狀況下，免疫力過高產生的過敏性鼻炎、潰瘍性大腸炎、克隆氏症、乾癬、異位性皮膚炎等白體免疫疾病。

消化過程從口腔開始，牙齒將食物咬碎後，舌頭將唾液與食物混在一起。食物跟唾液中的消化酵素混合後進入胃，胃會利用胃酸與酵素，將食物弄得更細碎，交接給十二指腸。

從肝臟和胰臟分泌出的膽汁與酵素匯集後，與食物混合，讓消化及吸收過程更容易。接著食物來到小腸，再經由小腸黏膜上突起的絨毛被身體吸收。

如果毒素或異物在此過程中被身體吸收，會導致我們的身體為了清除被吸收的異物，消耗大量能量、血管會產生免疫反應。若此過程太常發生，身體會感到勞累，皮膚或關節等部位也會出現異常信號。

薑黃能協助消化、吸收，也能促進毒素排出，因此它不但能維持免疫功能，對於提升免疫力也有極大助益。此外，薑黃能抑制引起發炎的物質，藉此守護細胞的健康。

十種經科學證實的功效

薑黃是備受全球醫學界關注的特殊健康食品，薑黃素是薑黃的藥理成分，目前已有數千篇有關薑黃素的論文，驗證薑黃的功效。有許多患者正透過薑黃找回健康。

薑黃能降低血液中的脂肪數值，預防高脂血症、動脈硬化、肥胖、代謝症候群等各種成人疾病，還能清除氧自由基，對於改善發炎性疾病也有幫助。

截至目前為止，經全球研究證實的薑黃功效整理如下。

1 對抗發炎

薑黃能降低發炎發病率，也能減少疼痛。其抗炎作用對關節炎、風溼病、痛風等各種發炎疾病，有極佳效果。

2提升大腦功能，預防失智

薑黃的成分含有薑黃素，它可增加DHA合成，活化身體對大腦的營養供給。不但會影響BDNF成長賀爾蒙（按：brain-derived neurotrophic factor，簡稱BDNF，是大腦中含量最豐富的神經滋養因子），也可提升大腦功能。薑黃素亦可防止β澱粉樣蛋白堆積在血管內，以預防老人失智（阿茲海默症）。

3降低癌症風險

抑制癌細胞形成新生血管，誘導癌細胞進行細胞凋亡，以防止癌細胞增殖。此外，也能抑制細胞激素，避免引起發炎，阻止腫瘤成長，以防癌症轉移。

4改善消化不良

薑黃可促進血液循環，因此能順利提供胃部營養與氧氣，讓胃更健康。此外，藉由控制胃酸分泌及抗發炎作用，亦可有效舒緩胃炎、胃潰瘍、胃食道逆流、消化不良、腸胃脹氣、腹痛等問題。

5保護心臟

薑黃能減少血液中的壞膽固醇（ＬＤＬ），預防血栓，排除動脈中發生的血栓，藉以淨化血液。此功用可降低高血壓、心肌梗塞、心律不整、腦中風等心血管系統疾病的發病風險。

6舒緩動脈炎等慢性發炎

消炎是薑黃最顯著的功效，其抗氧化及抗炎作用，能有效抑制動脈炎等慢性發炎，對於潰瘍性大腸炎及克隆氏症也十分有效。

7預防老化、延長壽命

薑黃含有多種生物活性物質，有助清除體內製造出的氧自由基、老廢物質與毒素。尤其薑黃素具有燃脂、清理血管、促進膽汁分泌等功能，是體內最強的抗氧化劑。

此外，薑黃能改善肌膚的色素沉澱，讓肌膚更年輕、更有彈性。不但能抑制黑色素，減少黑斑、雀斑生成，也有助於改善異位性皮膚炎與痘痘。

8 預防憂鬱症

活化、分泌大腦的有機化合物。促進多巴胺（腦內分泌物，可影響人的情緒）及血清素（有助增強記憶力）分泌，擺脫憂鬱心情。

9 降低血壓

薑黃可降低血壓與血液中的壞膽固醇數值，讓血液循環更順暢，有助預防動脈硬化與高血壓等血管疾病。

研究指出，糖尿病患者服用薑黃素後，可減少中性脂肪、尿酸、內臟脂肪、總體脂肪，並降低動脈硬化的風險。

10提升免疫功能

當人的免疫力下降，可能會罹患帶狀皰疹、胃潰瘍、癌症、腎臟疾病、糖尿病。薑黃有助消化及吸收，並能促進毒素排出，提升免疫力。

此外，它也能破壞細菌、病毒、黴菌，減少過敏與氣喘反應。

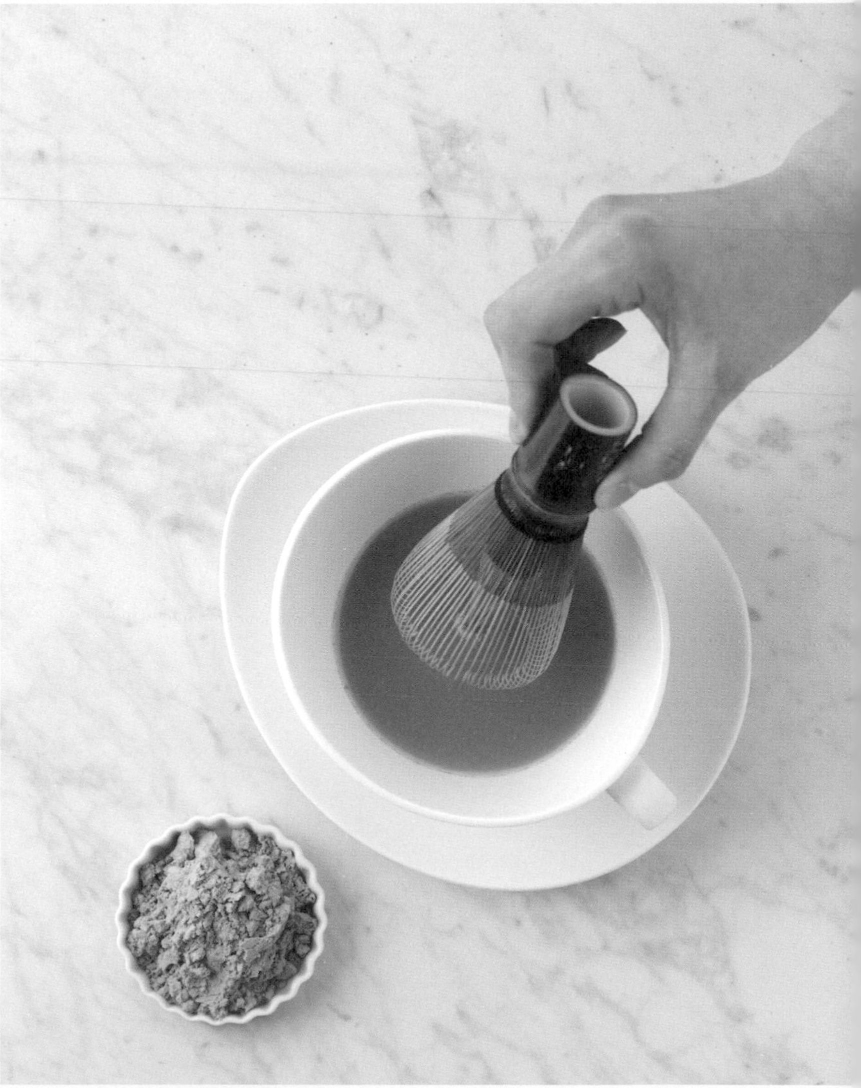

4

連續四週這樣吃，體內廢物清光光

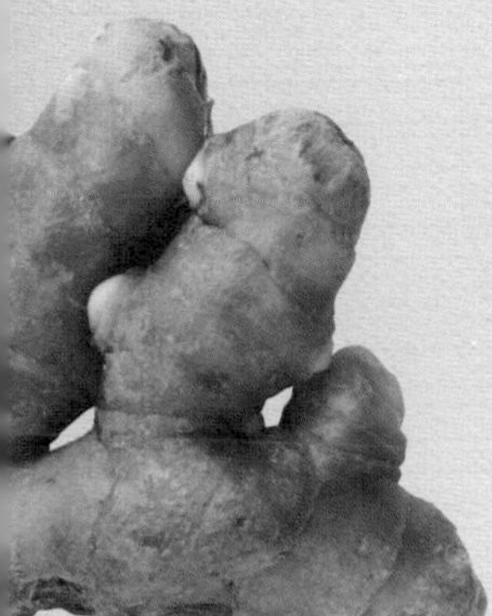

1 嫌麻煩的人，可直接吃薑黃粉

如果不了解吃法，無論吃再怎麼好的食物，也難以見效。攝取食品時，必須找到可以毫無負擔、長期食用的辦法。

許多人雖然想喝排毒果汁，卻因為懶得做果汁，所以無法常常喝。即使某樣食品或習慣對健康有益，也不代表每個人皆能實踐。

相對果汁來說，薑黃粉是最理想的。不但方便食用，用途也不少，最重要的是相當簡單。只要將薑黃粉泡在水中，或添加在食物中即可。薑黃素是薑黃的核心成分，但吸收率低，因此**最好跟油脂一起食用**。

剛採收的最佳！

韓國在春天種植薑黃，初冬收成。薑黃屬於熱帶作物，主要栽種於南部地區，一旦氣溫下降，塊根作物的根部便會腐爛，因此必須在結霜前採收。

以韓國產的薑黃來說，通常在十一月到十二月採收，但是如果冬天時土地未結凍，亦可隔年一月時再採收。

TIP

僅適用於薑黃採收期！生薑黃活用法

1. 煮滾後飲用

拍掉生薑黃上的泥土，用水洗淨後切成薄片。以成年人為例，在 400 毫升到 600 毫升的水，放入 10 公克生薑黃，煮滾後飲用。

2. 打成汁飲用

把生薑黃洗淨，再用調理機或磨泥器磨碎，1 次吃 3 公克，1 天吃 10 公克以下，盡量餐後食用，亦可根據個人喜好，加入牛奶或豆漿食用。

3. 泡蜂蜜茶飲用

以 5：2：3 的比例，備妥生薑黃、蜂蜜、砂糖。生薑黃洗淨後去皮，接著切成適當大小。將處理好的生薑黃裝進密閉容器內，再放入蜂蜜和砂糖醃製。常溫下熟成 1 星期後，在滾水中放入適量的醃製薑黃，續煮 5 分鐘。若想感受更濃郁的薑黃香氣，亦可增加薑黃的用量。

雖然市面上也有薑黃粉產品，但是價格差異很大，有些甚至檢出含重金屬，標榜無農藥、卻是化學藥劑脫臭過的工業用薑黃。最好在採收期購買生薑黃，自己製作薑黃粉使用。

薑黃呈鮮黃色，代表薑黃素含量高。越晚採收薑黃，根部越成熟，色澤也越鮮黃，代表薑黃素越多。

以我個人來說，我每年會買韓國珍島生產的薑黃，因為珍島氣溫高，比其他地區晚採收，薑黃素含量相對也較高。我查過成分，發現珍島薑黃的薑黃素含量，比中國等其他地區高出四%以上。

比起乾薑黃，生薑黃的水分含量高，可以泡茶飲用，或是做成薑黃醋、薑黃果醬、薑黃酒。

若要泡茶飲用，需將薑黃切成斜片放入水中煮滾，再加入砂糖或蜂蜜飲用；或是跟砂糖一比一醃製約三個月，熟成後沖水飲用。保存薑黃時，可用保鮮膜包起來，再放入冰箱蔬菜格層中，即可保存約一個月。

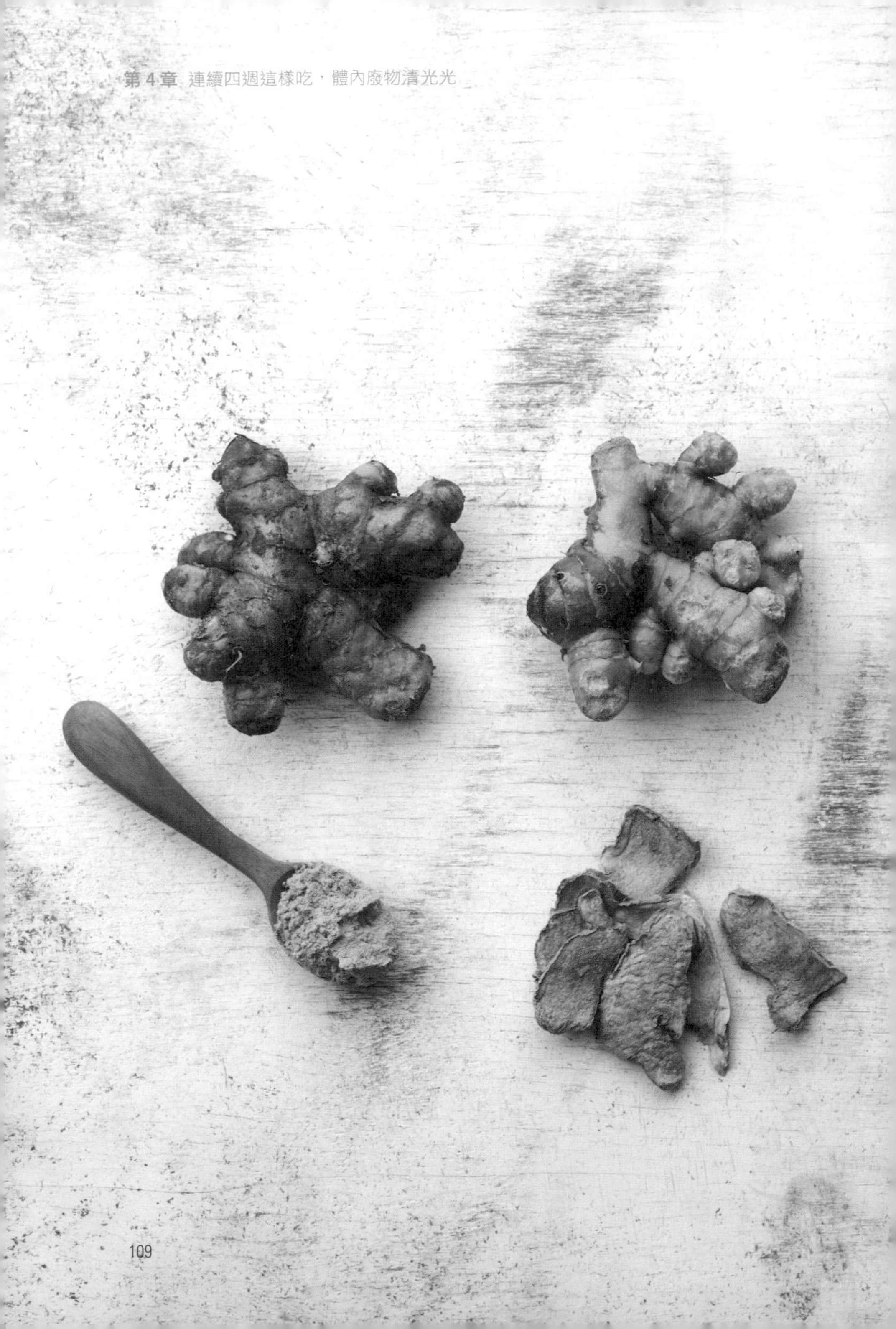

跟油脂一起炒，更容易被吸收

如果不方便飲食，無論對身體再怎麼好，也難以持之以恆。所以我推薦吃薑黃粉，這是最簡單且方便的辦法了。不僅攜帶方便，也易於保存，任何人都能輕鬆的長期服用。

吃法也十分簡單，將**一茶匙（一到三公克）的薑黃粉**倒入口中，再喝水即可。也可以在開水、牛奶、豆漿或優酪乳，甚至是咖啡中添加一茶匙薑黃粉再飲用。將薑黃粉**加進牛奶或優酪乳中**，乳脂肪有助於吸收薑黃素。初次接觸薑黃的人，對薑黃苦澀辛辣的味道敬而遠之，但如果加在牛奶或優酪乳中飲用，苦澀味會被抵消掉。

薑黃不用單獨吃，煮飯、煎魚、或是煮肉時也可以添加薑黃粉。薑黃可以去除腥味，增添食物的風味。此外，它也具有防腐劑的功用，讓食物不易腐壞，得以長期保存。

雖然薑黃素對於預防及治療各種疾病，效果十分顯著，但是它體內吸收率低。為了提升薑黃素的吸收率，建議最好跟油一起吃。

就跟紅蘿蔔的β-胡蘿蔔素為脂溶性，跟油脂一起炒，吸收率才會變高的道理一樣。薑黃跟油脂一起吃的話，薑黃素會更容易被體內吸收。

亦可**將胡椒撒在咖哩上，黑胡椒含有胡椒鹼，可提高薑黃素的體內吸收率**。

不用太在意攝取量

不論藥物還是對身體有益的食材，只要吃過多，就可能會出現副作用。因此，必須注意攝取量。薑黃的諸多藥理功效，源自薑黃素，攝取薑黃素時一日攝取量最好控制在三十毫克內。

從結論說起，透過薑黃攝取薑黃素，不用太擔心會服用過量。基本來說，薑黃跟生薑一樣，屬於味道與香氣濃烈的辛香料，人沒辦法一次吃太多。如果經由薑黃攝取薑黃素，而非直接吃健康機能產品薑黃素，對身體也不會有太大負擔。

如果擔心吃太多會有副作用，可參考印度人的攝取量。調查結果指出，印度人一天平均攝取一百毫克薑黃素。薑黃的薑黃素含量通常是一到三％，以薑黃來說，相當於每天吃十到三十公克（而咖哩含的薑黃比例更低，所以純粹透過咖哩來攝取薑黃素，你得大吃特吃）。許多研究已證實薑黃無毒，人一天攝取十二公克也不會造成問題。

即使一次吃大量薑黃素，人體也不會有大礙，是因為薑黃素的體內吸收率低、排出速度快、且不易溶於水。

近來研究結果指出，薑黃素加熱後易溶於水，所以製作薑黃粉時，蒸過再晒乾的話，不僅苦味會溫和許多，亦可提高體內吸收率。

製作薑黃粉

一、拍掉生薑黃上的泥土，用刷子洗淨後，去除水氣。
二、將處理好的薑黃切成厚度約二毫公分。
三、切好的薑黃，放入充滿熱氣的蒸鍋內蒸二十分鐘。
四、將蒸好的薑黃鋪開在籐盤上，放在陽光充足的地方，到中心完全變乾。
五、將晒乾的薑黃放入調理機內磨碎。
六、將完成的薑黃粉裝入密閉容器內，保存於冷凍室，適時取用。

*我建議買生薑黃，蒸過後並製成薑黃粉。生薑黃和蒸過的薑黃成分沒有差異，但是蒸過再晒乾可減少苦味，消化吸收率也較高。最好在冬天購買剛採收的薑黃。

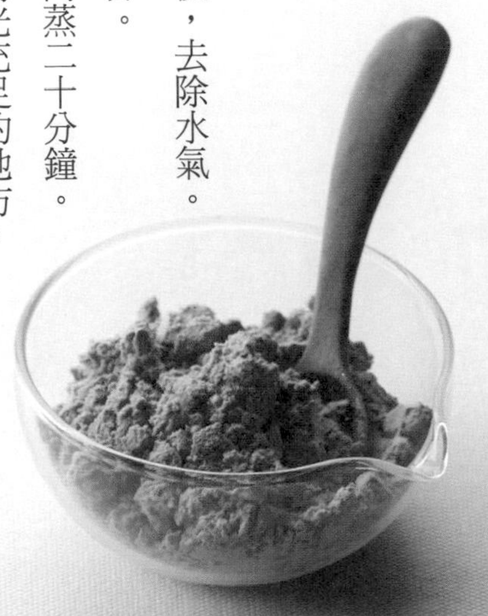

2 每次一到三克，一天吃三次

薑黃是苦的，如果排斥苦味，可把薑黃當成是「對身體有益的藥」，不用吃太多，逼自己一次吃一茶匙，一天吃三次。

若想好好見識薑黃的功效，建議以薑黃茶或排毒薑黃油攝取。平時持續且長期服用薑黃茶，一年之中再透過排毒薑黃油。感受二到三次的排毒效果，將體內的老廢物質清理乾淨，讓代謝作用更順暢。

吃薑黃粉像吃藥粉，將一茶匙薑黃粉放入口中再喝水；或把薑黃粉加入水中，像喝茶一樣飲用。如果想提高薑黃素吸收率，可在橄欖油中添加薑黃粉飲用。

薑黃素一天的適當攝取量是三十毫克，也就是說，一天吃十公克以下的薑黃粉即可。薑黃素會很快排出體外，相較於一次全部吃完，一次吃一到三公克，分成三次食用，才能維持血液中的薑黃素濃度。攝取薑黃素後一到二小時，血中濃度會達到最高值。

除了腹瀉外，目前尚未證實吃大量薑黃素，人體會有哪些副作用，因此攝取量是否適合自己，可從排便狀態得知，若正常，照以往分量食用即可；如果拉肚子，代表攝取太多，只要減少一些量即可。

如果吃薑黃是為了治療，可以稍微多吃一點，假如沒有副作用，攝取量可試著增加一公克。

比方說，一次吃三公克，一天吃三次，共吃九公克，吃了兩週後沒有副作用的話，單次攝取量增加一公克，一次吃四公克，一天吃三次，共吃十二公克。

薑黃粉可以用量匙計算分量，沒有的話，可用飯匙或茶匙代替。計量不一定要非常精準，只要對身體沒有負擔即可。

將一茶匙的薑黃粉刮得平平的，即為一公克。

TIP

薑黃粉吃法

1. 1 天吃 3 次，每次 1 到 3 公克。
2. 增加用量時，單次攝取量增加 1 公克，1 天增加 3 公克以下。
3. 腹瀉的話再減少用量。

二十四小時無負擔享用薑黃茶

我將一茶匙薑黃粉加入水中，一天泡三次來喝，依季節決定用冷、熱水沖泡。只要將薑黃粉裝在小瓶子裡隨身攜帶，隨時都能喝，十分方便。

我對苦味不敏感，所以吃薑黃不會感到難受，但是如果怕苦，可添加一到兩匙蜂蜜。若是沒有好的蜂蜜，與其使用砂糖，我更建議使用玄米糖漿。**好的蜂蜜與玄米糖漿**，含有各種生物活性物質，不僅有益消化，對健康也很有幫助。

無關乎用餐與否，隨時皆可攝取薑黃，不過最好按時吃，因此可訂好原則，如飯後三十分鐘再吃，或是另外安排時間，並設好鬧鐘。

老是便祕？吃排毒薑黃油

這是比薑黃茶更高一階的方法，推薦給需要強力排毒作用的人，符合以下四項的人可吃排毒薑黃油：

一、平常有益身體的脂肪攝取不足。
二、完全不吃脂肪。
三、會便祕。
四、經常疲憊。

什麼是有益身體的脂肪？其實就是指富含 Omega-3、Omega-6、Omega-9 不飽和脂肪酸的脂肪。又以紫蘇籽油、亞麻籽油和橄欖油等最具代表性。

排毒薑黃油的作法，是將蘋果連皮帶肉磨成泥，然後添加薑黃粉、黃豆粉、橄欖油。薑黃素屬於脂溶性，不易溶於水，這時如果添加橄欖油與黃豆粉，便可提高薑黃素的吸收率。

在蘋果泥中添加薑黃粉和黃豆粉，可增強營養成分、強化排毒作用，更能感受到薑黃的強大功效。

連皮磨成泥的蘋果汁可稀釋膽汁；**橄欖油可以刺激肝臟與膽囊，促進膽汁分泌，使脂肪分解更順暢，**體內的脂肪毒性物質也會排出體外。此外，**黃豆粉含有卵磷脂，其成分有助於清除血管內帶有油脂成分的老廢物質。**

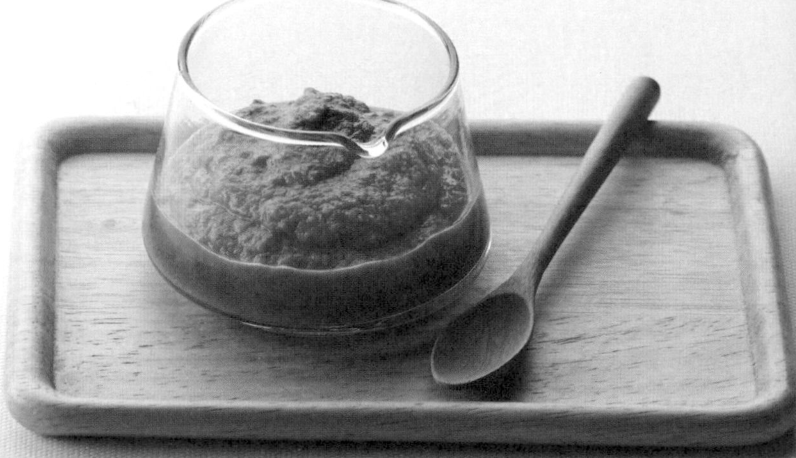

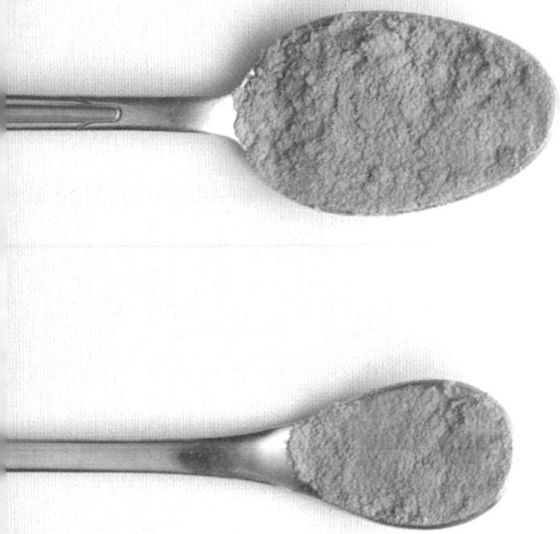

刮得平平：

1 大匙（湯匙）＝ 6 公克

1 小匙（茶匙）＝ 1 公克

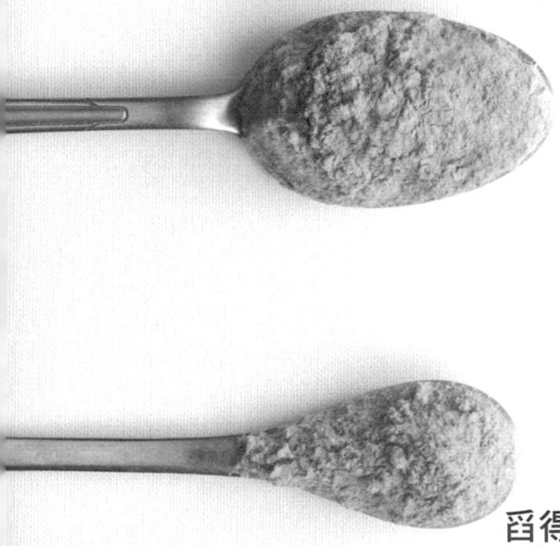

舀得又滿又尖：

1 大匙（湯匙）＝ 10 ～ 15 公克

1 小匙（茶匙）＝ 3 ～ 5 公克

製作薑黃茶

材料：

薑黃粉一小匙（一公克）、溫水一杯、蜂蜜少許。

作法：

一、薑黃粉放入溫水中拌勻。

二、試味道後，依個人喜好添加蜂蜜。

＊喝薑黃茶，是生活中最能毫無負擔享用薑黃的方法，使用溫水或冷水都可以。不喜歡薑黃苦味的人可添加蜂蜜，便能減少薑黃的苦味。

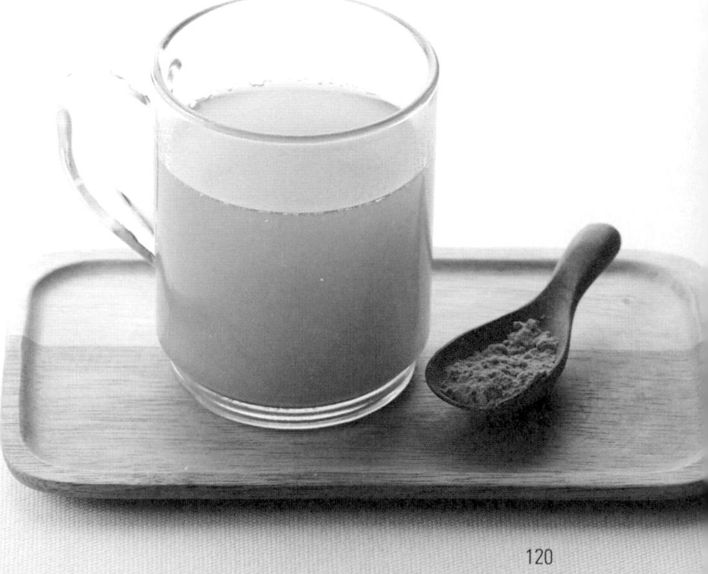

製作排毒薑黃油

材料：

蘋果四分之一顆、薑黃粉一大匙、黃豆粉一大匙、橄欖油一大匙

作法：

一、蘋果洗淨後剖半去籽，連皮用磨泥器磨成泥。

二、瓶內放入連皮磨成泥的蘋果、薑黃粉、黃豆粉和橄欖油後拌勻。

三、裝入密閉容器內冷藏保存。

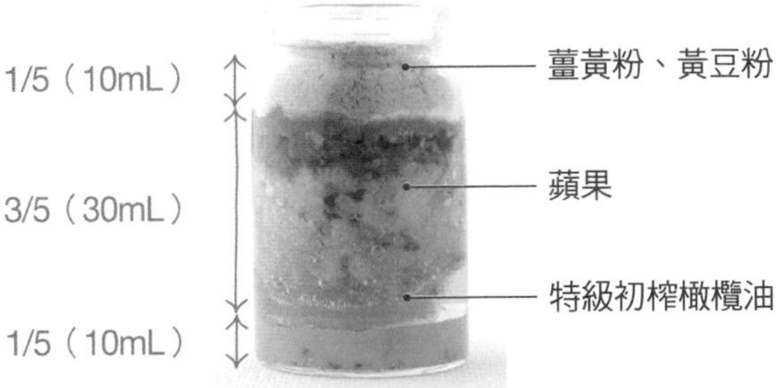
1/5（10mL）
3/5（30mL）
1/5（10mL）
薑黃粉、黃豆粉
蘋果
特級初榨橄欖油

以燒酒杯計量時，一份 50 毫升。

＊特級初榨橄欖油為最高等級的橄欖油，人工摘取果實後，須在 24 小時內清洗、烘乾，再將果實打碎、擠壓，過濾乾淨，無添加化學成分與使用化學方式，過程必須控制在攝氏 30 度內，在冷壓的溫度下製作。

徐載杰博士建議的薑黃服用法

一、一天吃三次薑黃粉

像吃藥粉一樣，將一茶匙薑黃粉放入口中再喝水。

二、喝薑黃茶

把一茶匙薑黃粉加入溫水中，當茶飲用。

三、製成排毒薑黃油再吃

在連皮磨成泥的蘋果中添加薑黃粉、黃豆粉和橄欖油，拌勻後服用。

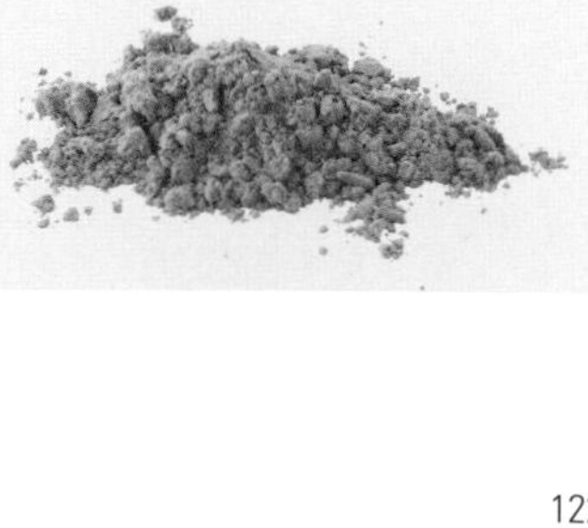

3 從基本款到挑戰款，四週見效

吃薑黃後，過幾天就會覺得胃舒服多了，疼痛感也減輕不少，可是我不建議症狀好轉後，立即停止攝取薑黃。基本上，身體的細胞約莫二十到三十天才會替換一次。

因此，即使過了一、兩週後，症狀有明顯改善，仍持續四週吃薑黃。若想打造全新的身體，則需要三個月左右。

接下來要介紹，以自己為實驗，及治療無數病患後得到的數據，所研發出來的「薑黃四週方案」。期間經歷無數次失敗，並以數據為基礎，發明出此方案，因此無須擔心其安全性。

從第一二五頁的四種方案中，挑選一種適合自己的方式，然後身體力行。只要完成基本方案，便能充分達到效果。如果覺得基本方案只喝薑黃茶太辛苦，亦可換成緩和方案。若搭配挑戰方案二，持續喝薑黃茶、排毒薑黃油一年吃一到三個月，效果會更好。

只要持之以恆，就能得到超乎你預期的效果。

靠皮膚吸收，效果也百分百！

薑黃是天然治療劑，其效果不只局限於吃法。比起直接攝取薑黃，經由皮膚吸收的方法雖然吸收率低，且短時間內也難以期待可觀效果。不過長期使用的話，一定能感受到明顯差異。

薑黃的抗氧化作用顯著，可抑制自由基，防止皮膚老化。另外，也能讓傷口盡早痊癒。薑黃能消炎、快速治療皮膚上的傷口，使粗糙的皮膚變光滑。尤其是薑黃素，可抑制黑色素生成，**避免生黑斑、雀斑，保溼及美白效果也相當好**。

擁有健康的薑黃四週方案

	方法	時間		說明
基本方案	薑黃茶 1 天 1 次或 3 次	4 週		將 1 公克薑黃粉加入 1 杯水中當茶飲用，1 天最少喝 1 次，可以的話 1 天喝 3 次。訂好時間，按時攝取。
緩和方案	薑黃茶 1 天 1 次加上連皮磨成泥的蘋果汁（100cc）1 天 3 次	4 週		對苦味感到敏感的人可以 1 天喝 1 次薑黃茶，攝取 3 次連皮磨成泥的蘋果汁稀釋水。蘋果皮中含有可稀釋膽汁的成分，因此務必連皮一起打成汁。
挑戰方案一	排毒薑黃油 1 天 1 次	2 週	共 4 週	若想追求排毒功效，我會推薦此方案。1 天喝 1 次排毒薑黃油，進行 2 週，後面 2 週再喝薑黃茶。比起薑黃茶，排毒薑黃油促進代謝功能的功效更顯著。
	薑黃茶 1 天 1 或 3 次	2 週		
挑戰方案二	排毒薑黃油 1 天 1 次	4 週		此方案推薦給不排斥排毒薑黃油，或是欲追求更好排毒效果的人。每天喝 1 杯排毒薑黃油，為期 4 週。進行此方案時，每個人會有個別差異，因此別太勉強自己。

進行方案時的注意事項

＊薑黃會促進膽汁分泌、刺激膽道，因此患有膽石的人，可能會出現疼痛感，應當注意。

＊攝取過量會造成子宮收縮，因此孕婦應多加注意。

● **薑黃水按摩臉部**

將一茶匙薑黃粉放入水中，接著用薑黃水按摩臉部二到五分鐘，皮膚就會變得透亮又光滑。

● **薑黃面膜**

在小容器中放入一茶匙薑黃粉、麵粉和蜂蜜，接著倒入少許牛奶，均勻攪拌後製成面膜，塗在臉上靜置十到十五分鐘。

薑黃有消炎、抗菌的效果，能解決異位性皮膚炎或痘痘等肌膚問題。它的再生效果顯著，對疤痕、毛孔或撫平皺紋有益。

● **薑黃油按摩身體**

洗澡時，在身體按摩油中添加薑黃粉，輕輕按摩身體後再沖洗乾淨，皮膚就會變光滑。

● 薑黃半身浴

把生薑黃洗乾淨後切成薄片，或是將晒乾的薑黃切片放入棉布袋，接著放到熱水中，洗十五到二十分鐘半身浴（按：將肚臍以下的部位浸泡在水中，水溫約三十七至三十九度）。不但能解決肌膚問題，亦可促進血液循環，讓肌膚散發出光澤。

● 薑黃粉漱口

將一茶匙薑黃粉放入鹽水中，然後漱口。因薑黃具有消炎與抗菌效果，可抑制口腔內的細菌繁殖，預防牙齦疾病，舒緩牙齦發炎。

以下這些人請注意！

吃薑黃時，基本上不用擔心薑黃的成分或用量。不過，根據使用者的健康狀態，會有一些需要注意的事項。只要謹記這些事項，就能更安全且方便的攝取薑黃了。

孕婦：

薑黃跟牛蒡一樣會造成宮縮，因此孕婦最好多加注意，尤其是胎盤形成前的懷孕初期，禁止食用薑黃。後期可以在食物中添加少許薑黃粉食用。

患有膽石的人：

膽石問題嚴重的情況下，應當注意薑黃的攝取。薑黃會促進膽汁分泌、刺激膽道，所以會引起疼痛感。如果只是簡單喝些茶就無傷大雅。

腎臟不好：

患有腎臟病的人如果吃太多薑黃，身體會水腫，因此腎臟不好的人吃薑黃時應減少用量。如果覺得吃了薑黃後手腳浮腫，請立即減少用量，如此一來，症狀馬上就會消失了。

腸胃不好：

許多人擔心薑黃會刺激腸胃，但是腸胃越不好的人，越需要吃薑黃。不過，一開始可以少量攝取，觀察身體的反應後，如果沒有異狀再慢慢增加。

5

這些狀況先別吃藥，先試試薑黃！

這段期間我治療許多病患，領悟了一件事：只要改善飲食習慣，持續攝取薑黃或乳酸菌等健康食品，大部分的疾病就會好轉。

只要了解食品在人體內作用的原理，就會認同薑黃預防、治療疾病的原因。吃藥雖然也很快奏效，但不論什麼藥都比不上食物。食品中含有的成分雖然量不多，但是持續攝取，就能控制病情、消除引起症狀的因素，亦可達到基本治療的效果。

薑黃之所以是萬靈丹的原因

前往醫院就診的病患，沒有人只有單一症狀。舉例來說，壓力大不僅造成消化功能變差，胃也會感到不舒服，甚至罹患憂鬱症；若有嚴重便祕，不但皮膚會開始長痘痘，也可能面臨不孕。體內器官、身體與大腦連結，彼此互相影響。

薑黃能消炎、促進代謝，又能強化免疫力，所以會被視作萬靈丹。因為只要攝取薑黃，身體便能提供足夠的營養與氧氣給血液，血液在體內循環，並發揮作用，身體就會變得更健康。

為了方便起見，接下來的內容依照疾病區分，除了介紹疾病外，也解釋為什麼薑黃能解決這些問題。若有不適症狀，**我建議吃藥前務必先使用薑黃**。

1 消化不良、胃炎、胃潰瘍，多喝薑黃醋

許多人常感到消化不良，雖然將它視為疾病有些牽強，但是千萬不可輕忽它。新陳代謝指的是消化、吸收、排泄過程。因此如果消化不良的次數越來越頻繁，表示代謝開始出問題了。

若想改善胃功能及消化不良，首先**要讓胃的肌肉與血管恢復健康**。因為胃的肌肉強健且活動力好，才能好好分解食物；血管更健康，血液才能順利將氧氣和養分，供應給胃黏膜。

薑黃可促進血液循環，活化胃部運動，順利**提供養分和氧氣給胃黏膜，並讓受傷的胃黏膜快速再生**。幽門螺旋桿菌是導致胃潰瘍的主因，而薑黃素能抑制幽門螺旋桿菌，因此薑黃對胃部健康相當有益。

使用方針

●一天喝三次薑黃茶

我推薦薑黃茶（一二〇頁）給胃不好的人。因為薑黃功效強，建議一天吃十公克內，少量且長期服用。若想確實感受薑黃的功效，一天喝一到三杯，連續喝四週，若能連續喝三個月更好。

●醃薑黃醋食用

消化不良的人可以先做好薑黃醋（一八四頁）放著，隨時沖水飲用。發酵過程中會產生酵素，更能釋出薑黃的營養成分，有助改善消化不良。不僅能中和薑黃特有的辣味和苦味，亦能產生甜味，連小孩都能毫無負擔的飲用。

●空腹喝薑黃濃湯

喝薑黃濃湯（二〇六頁）取代早餐，或是宵夜喝薑黃濃湯。如果喝得習慣，烹煮時，可以稍微增加高麗菜用量。其中的維生素C、維生素U（即甲基甲硫氨酸，高麗菜富含）、維生素K，以及其他生物活性物質、膳食纖維與硫糖鋁等，都會保護胃黏膜、**抑制幽門螺旋桿菌**，有助改善胃的健康。

●攝取纖維素多的蔬菜

有胃炎或胃潰瘍的人，**要多吃茼蒿、芹菜、牛蒡等纖維素多的蔬菜**。製作涼拌菜時放少許薑黃粉，就能增加薑黃攝取量。

●食物細嚼慢嚥

消化作用從口腔開始進行，**如果食物沒有細嚼慢嚥，食物會呈塊狀物長期滯留在胃中，接著進入十二指腸，必須借助胰臟的幫助才能順利消化**，導致胰臟筋疲力盡。

●固定時間內按時用餐

最好按時用餐，少吃零食。食物在固定時間進入胃的話，胃會記住該時間，提前分泌胃液，讓胃黏膜更溼潤，以便接收食物。可是，如果食物突然跑進來，胃的活動力會下降，內部也會處於乾燥狀態，進而導致消化不良。

●端正姿勢、深呼吸

用餐時姿勢端正，從食道連接至胃、腸道的消化器官將會排列整齊，有助消化。深呼吸促使橫膈膜活動，將有助胃部運動。

2 胡椒薑黃酒，抗氧效果最佳

每個人體內都有癌細胞，隨時都有可能變成癌症患者。人體每天會形成三千到五千個癌細胞，人的免疫力會控管這些癌細胞，因此只要好好增強免疫力，就能遠離癌症。

對健康來說，比起戰勝癌症，跟癌細胞打成平手更重要。癌細胞每天增加多少、活動多少，免疫細胞就得工作多少。簡單來說，**如果今天吃了對身體有害的食物，只要當天吃些有益健康的食物，然後運動**即可。

每天吃薑黃能增強免疫力，有助於預防癌症。**薑黃素可促使癌細胞自殺、防止癌症轉移、抑制癌細胞增生，亦可阻止癌血管生成。**

使用方針

●一天喝三次薑黃茶

免疫力變差的人最好喝薑黃茶。接受化療時，薑黃將有助患者消炎、增強抵抗力。

●餐點中添加胡椒

胡椒含有胡椒鹼，具有抑制癌細胞表現的效果。如果每次下廚時，添加少許胡椒，有助於預防癌症。最好不要飲酒，但若是戒不掉，可以在酒中放入胡椒和薑黃粉，製作抗氧化效果佳的胡椒薑黃酒（一九〇頁）飲用。

●食用醃薑黃辣白菜

將薑黃放入白菜中，製成薑黃辣白菜（二一〇頁）食用，有抗癌的功效。且白菜富含維生素C，能提升免疫力。

3 糖尿病患者，一週兩次薑黃飯

提到糖尿病，大部分的人會先想到胰島素。因為甜食進入體內後血糖上升，胰島素便會降低血糖，將糖分提供給細胞。

糖尿病起因於胰島素功能變差，無法控制血糖。因此，治療糖尿病的關鍵在於讓胰島素正常運作。

糖尿病是體內細胞對胰島素反應不佳，**屬於慢性發炎疾病**。細胞會釋出導致發炎的物質，而薑黃素則能抑制發炎。

舉例來說，假設糖尿病是炸彈，拆除炸彈是最理想的，但並不容易，所以退而求其次，不讓炸彈引爆。發揮這項功能的就是薑黃素。不僅如此，薑黃素的抗炎、抗氧化作用，能有效延緩糖尿病發病、預防糖尿病、以及抑制因糖尿病引起的併發症。

只要持續攝取薑黃素，也能促進脂肪分解、解決肥胖問題，**體重約能減輕五％到七％**。

糖尿病患者很容易感到壓力，人一旦有壓力，腦內的機制便會將壓力視作危機，在血液中釋放大量糖分（血糖上升）。因此，糖尿病患者要盡力別讓自己有壓力。

使用方針

● 按時喝三次薑黃茶

若患有糖尿病，最好喝薑黃茶改善代謝失調。雖然薑黃味苦，有人會添加一到兩大匙的蜂蜜再喝，但是糖尿病患者應避免加蜂蜜食用。

● 食用薑黃飯

一週煮一、兩次薑黃飯（二〇四頁），只要炊飯時，放一匙薑黃粉即可，亦可添加山薊菜或馬蹄菜等。野菜的香氣可中和薑黃的特殊氣味，吃起來較不會有負擔。

● 少吃精製糖

精製糖（按：即非食物天然的糖分，而是經過精鍊、過濾、濃縮、結晶等過程製成的加工糖分）進入體內後，必須大量使用胰島素，剩餘的糖分會堆積在體內，形成腹部贅肉，引起脂肪肝或高脂血症。因此，須克制含有砂糖的食物，這是控制糖尿病的第一步。

● 鍛鍊大腿肌肉

體內負責控制血糖的是肝臟，體外則是由大腿肌肉負責。不僅如此，大腿肌肉也是身體重要的能量來源，建議平時應持續鍛鍊大腿肌肉。

● 不喝酒

肝臟和肌肉負責控制血糖，可是大量飲酒會造成肝臟的負擔，使肝臟無法控制血糖。因此，如果患有糖尿病，應盡量克制不喝酒。

● 用暖暖包提高體溫

一旦體溫下降，身體會將它判讀為壓力狀態，進而提升血糖。因此，對糖尿病患者來說，維持正常體溫是必須的，這時可以善用暖暖包。穿上薄內衣後，將**暖暖包貼在肚臍下方或肚臍上方，維持十二個小時**。不僅腹部感到溫暖，連全身上下都會變得十分暖和，如此就能輕鬆提高體溫。

不過，對於皮膚脆弱的人而言，暖暖包可能燙傷皮膚，因此務必貼在內衣上方，一旦皮膚變紅，就要立即拆下暖暖包。

4 加入香蕉的薑黃果昔，促進脂肪分解

人們普遍認為食物攝取過多，會引起肥胖。但是有些人明明**吃得比別人少，卻還是發胖、瘦不下來。**

這是因為新陳代謝不順暢，導致未被完全消耗掉的熱量，變成中性脂肪囤積在體內。此外，停滯在身體各處的老廢物質與毒素，也會干擾體重調節系統。肥胖也是造成糖尿病、癌症、心血管疾病等慢性發炎疾病的最大要因。

因此，如果想要減肥，只要將不需要的毒素物質排出體外，讓新陳代謝更順暢即可。

薑黃可促進新陳代謝，及時排出毒素和老廢物質，而薑黃素能分解脂肪、抑制發炎。

此外，吃太快也是導致肥胖的主因之一。吃太快的話，人體會認為自己可以

吃很多，所以會做好準備，讓食物大量進入體內，因此，一不小心就會攝取過量。最後變成垃圾和毒素的食物，會多於變成能量的食物。當身體累積過多老廢物質與毒素，就會變胖。

使用方針

●每天用排毒薑黃油替身體排毒一次

薑黃的成分包含薑黃素，能促進脂肪分解，對於肥胖問題有極大的幫助。每天喝一次排毒薑黃油（一二一頁），持續喝四週，就能排出體內的老廢物質與毒素，體重也會自然減輕。

●常喝薑黃果昔

在豆漿與原味優格中，加入香蕉與薑黃粉，製成薑黃果昔（一九六頁）。香蕉富含纖維素，對於排出老廢物質與重金屬相當有效。此外，香蕉含有豐富的水溶性纖維，能降低膽固醇，有助解決便祕問題。其味道不苦，小孩也可以享用。

●喝薑黃濃湯取代飯

在高麗菜、青花菜、海帶等蔬菜中放入薑黃粉，煮成薑黃濃湯吃。不僅排毒效果顯著，亦可排出堆積在身體各處的毒素與老廢物質。當體內的垃圾排出去後，所有代謝會運作順暢，體重自然就會減輕了。

●吃東西細嚼慢嚥

必須先矯正吃太快的習慣。如果吃太快，在你產生飽足感之前，可能已經吃太多了。所以養成細嚼慢嚥的習慣，是擺脫肥胖的途徑。我建議吃東西時，一口約咀嚼三十下。

●增加戶外活動量

對於治療疾病，外出健走相當重要。**一邊晒太陽一邊健走，能使脂肪快速被**

分解掉，不但能瘦身，也能消除壓力。最好一星期運動三到五天，每次活動三十到六十分鐘。如果人已經發胖而難以運動，建議一星期運動三天，每天健走六十分鐘以上。

5 薑黃牛奶，預防心血管疾病

心血管疾病跟血管的健康狀態密切相關。如果血管出現動脈硬化的症狀，導致血管變窄，形成血栓（血管中形成的血塊），讓血液流動受阻，嚴重的話會演變成心肌梗塞。血管變硬失去彈性後，血壓會升高，進而引起高血壓。

也就是說，血管健康且血液夠乾淨，才能預防動脈硬化引起的狹心症、心肌梗塞、高血壓或腦中風等疾病。

薑黃可降低血液中的壞膽固醇數值，能預防、消除血栓，讓血液變乾淨。除此之外，薑黃素能保護因發炎物質造成的纖維化，或是**避免心臟肥大**，能使血管更加健康。

使用方針

● 每天早上吃一匙紫蘇籽油和薑黃

早上空腹吃一匙紫蘇籽油，可增加攝取植物性 Omega-3，這時可添加適量的薑黃粉再吃。不但能強健心臟，亦能增加薑黃素的吸收率。

● 每天喝薑黃牛奶

牛奶乳脂肪中含有能抑制膽固醇的成分，而薑黃的薑黃素屬於脂溶性，因此如果能做成薑黃牛奶（一九四頁），有助於預防高脂血症、高血壓、癌症。

● 積極消除壓力

假使壓力賀爾蒙——皮質醇數值過高，容易罹患高血壓。一旦罹患高血壓，身體難以供應養分到全身的各角落。建議透過培養嗜好，以及用冥想、呼吸法等方式，積極排解壓力。

●睡眠七小時以上

睡眠障礙會引起高血壓、心律不整、心肌梗塞、狹心症，因此必須讓身體好好休息。睡眠時間最好維持在七小時以上，且在晚上十點前就寢。

6 沙拉用薑黃淋醬，腸道更健康

排便順暢固然重要，但更重要的是，將殘留在體內的老廢物質與毒性物質一起排出去。

不能因為便祕就亂吃藥，便祕藥多半是刺激大腸，以排出糞便，也就是說，它對根本治療毫無助益。

如有**便祕問題，應先解決根本原因——代謝失調。薑黃能恢復肝臟與胰臟的酵素功能，以及胃和大腸的功能，而有效的改善代謝失調**。

此外，必須讓自律神經控制腸道，維持腸道健康，使免疫功能正常運作。「腸躁症」是因腸道內的自律神經處於不安定狀態，可解釋為免疫異常，因此也能用薑黃解決症狀。

使用方針

● 持續喝排毒薑黃油

因腸道敏感，而為便祕或腹瀉所苦的人，可攝取排毒薑黃油，讓腸道更健康。用法為每一天喝一次排毒薑黃油，持續喝四週。

● 用薑黃淋醬做沙拉吃

用纖維素豐富的蔬菜製作沙拉，並在橄欖油中添加少許薑黃粉，製成淋醬，搭配沙拉享用，這樣不僅能增添香氣，亦能提高薑黃素的吸收率。

● 克制麵粉的攝取

麵粉含有麩質，會引起過敏與搔癢症、延遲排泄作用，並製造大量氣體，中止排便。盡量不要攝取麵粉，將有助於維持腸道健康。

●攝取排毒果汁與乳酸菌

為了排便順暢，腸道內必須有益菌，所以應提供腸道充分的蔬菜與水果，以及富含乳酸菌的食物。因此，要多吃蔬菜、水果與乳酸菌，或是多喝排毒果汁。

7 肝不好、脂肪肝，喝薑黃切片茶

脂肪肝是脂肪囤積在肝細胞內，起因於飲酒、肥胖或高脂血症等。肝硬化是肝臟組織纖維化後，使肝功能變差的疾病，時間一久，很有可能會演變成癌症。

大部分的人們只知道肝負責排毒與殺菌，但事實上，肝還會製造膽汁，以協助脂肪消化，參與新陳代謝，並維持血糖。此外，肝也會儲存身體所需的營養素，與肌肉功能（活動身體及維持姿勢）需要的能量。

薑黃素能讓肝功能更活躍，不僅能促進膽汁分泌，幫助肝臟正常運作，也能清除肝臟在分解酒精時，產生的毒性物質乙醛，進而保護肝臟。

因此，如果想讓受損的肝臟恢復健康，並維持肝臟健康，就要吃薑黃。

使用方針

● 喝薑黃果汁

將薑黃粉放入具有排毒作用的菠菜、藍莓等蔬果中，製成薑黃果汁（一九八頁）。由於肝臟的再生能力相當出色，因此只要持續攝取薑黃，馬上就能打造出健康的肝臟。

● 一天喝三到六杯薑黃切片茶

將一到兩片薑黃切片放入熱水中，浸泡三到四分鐘，薑黃切片茶就完成了（一八八頁）。如果泡太久，苦味會變重，因此建議呈現淡黃色光澤時飲用。

● 攝取優良蛋白質

當脂肪攝取過量時，會堆積在肝臟，這時請攝取魚類、豆腐、豆類、雞蛋等優良蛋白質。蛋白質能促進肝細胞再生，將脂肪從肝臟移到血液，以清除肝臟內堆積的脂肪。

●少喝酒

每天喝酒會使肝臟感到疲憊，而且人體內徹底分解一瓶燒酒，必須耗時約十小時。戒酒是最佳辦法，可是如果戒不掉，至少間隔兩到三天再喝。

8 用薑黃洗半身浴，緩解生理痛

賀爾蒙失調是生理出問題的原因之一。

當雌激素（按：女性主要的賀爾蒙）與黃體素（按：又稱助孕素，在女性排卵後而分泌，能穩定子宮內膜，以利受精卵著床）急遽變化、泌乳激素分泌異常等造成賀爾蒙失調，會引起**月經不規律或閉經（月經沒來）等跟子宮有關的疾病**。

此外代謝出問題，如肥胖或糖尿病等，也可能造成生理異常，嚴重的話，會引起子宮內膜疾病或不孕。

因此，女性要注意生理期是否有按時報到，當生理期開始出現異常時，可以吃薑黃擴張子宮內的血管，讓血液流動更順暢，促進子宮收縮運動。

也就是說，吃薑黃**有助於恢復不規律的月經週期，也能舒緩生理痛**。不論子宮肌瘤、便祕、還是肥胖，薑黃都能發揮功效，因此只要持續攝取薑黃，就能讓子宮更健康。

使用方針

・靠薑黃搞定生理痛

從月經預定日的前兩週開始，每天吃兩次薑黃，就能舒緩生理痛。薑黃可抑制引起生理痛的發炎物質，並透過血液提供養分與氧氣，同時也能放鬆肌肉，減少疼痛感。

・用薑黃洗半身浴

半身浴可提高體溫、促進代謝，讓血液循環更順暢。生薑黃切成薄片後，放入棉布袋中，接著將棉布袋放進熱水中，泡十五到二十分鐘的半身浴，免疫力就會提升，對子宮健康也很有幫助。

● 用暖暖包熱敷下腹部

如果小腹覺得冷，會導致子宮循環不順暢，子宮的功能也會變差。因此，可以利用暖暖包保暖腹部或腰部。

● 穿不貼身且舒適的衣服

貼身褲子（如緊身牛仔褲、緊身褲）或絲襪有害女性健康。穿緊貼骨盆的衣物，骨盆和子宮周圍的血液循環會變差，無法順利提供營養與氧氣。

9 慢性疼痛，一天三次薑黃粉

肌肉骨骼疾病有兩個成因。第一是過度使用肌肉，所以大量從事運動或體力勞動後，必須好好休息，讓肌肉與骨骼狀態恢復正常。

若是無法好好休息，肌肉與骨骼就會超過負荷，進而產生問題。如果肌肉、血管、關節、神經的細微損傷一再累積，將會導致手指、手腕、肩膀、脖子、腰部等部位出現慢性疼痛或感覺異常。

第二，是使用不當。肌肉與關節屬於運動系統，如果不常使用，或是使用方向錯誤，便會造成發炎。

薑黃素對於關節炎、風溼病等發炎疾病，發揮的功效尤其顯著。薑黃素可徹底阻斷發炎問題，使身體不再發炎，並且減少發炎引起的疼痛。

使用方針

- **一天吃三次薑黃粉**

蒸熟生薑黃，接著晒乾製成粉。將一茶匙（一到三公克）薑黃粉放入口中再喝水即可，一天三次。

- **用薑黃洗半身浴**

用薑黃切片洗半身浴，讓身體流汗、提高體溫，既能排出體內的老廢物質，又能舒緩肌肉痛或關節炎。每次洗十五到二十分鐘為宜。

- **運動前務必暖身**

不論什麼運動，一定要暖身，甚至連散步前，都應放鬆腳踝與膝蓋。做完熱身運動，便能降低關節或軟骨受傷的風險。

●平時多做伸展操

伸展操可調整因使用不當，導致疲勞累積的肌肉骨骼系統。以頸部、脊椎與骨盆為中心，將肩膀、膝蓋、手腕與腳踝，**朝平時運動的相反方向延展**，會很有幫助。只要延展平時不常使用的肌肉，培養柔軟度，就能有效預防疼痛。

10 薑黃果汁，遠離失智

大多數人認為阿茲海默症與血管型失智症一樣，但其實這些症狀的病因不同。阿茲海默症是大腦皮質細胞退化，病情會持續發展，一旦發病便難以治療。血管型失智症是血管阻塞或爆裂，造成腦中風，只要妥善維持血管健康，便能預防失智症或抑制病情發展。

二〇〇九年美國杜克大學研究指出，**薑黃素可減少導致大腦受損的類澱粉蛋白沉澱，排除大腦血管的發炎問題**。因此，為預防失智症，最好持續吃薑黃。

使用方針

● 一天喝三杯薑黃茶

持續喝薑黃茶，能使頭腦運作更活絡。將一茶匙薑黃粉加入溫水中，再依個人喜好，添加蜂蜜飲用。

● 常喝薑黃果汁

將薑黃粉拌入藍莓、菠菜中，製成薑黃果汁飲用。水果與蔬菜可清除人體的氧自由基，防止細胞老化。

● 平時多閱讀

研究結果指出，積極從事**閱讀或寫字等腦部活動，可減少失智風險**。什麼書都好，讀完書後留下閱讀筆記，重複回味書中的內容，將有助於刺激記憶力。

● 從事需要用到手的嗜好活動

手指尖的神經能刺激大腦，因此**編織或裁縫**等需要運用手部的活動，有助預防失智。除此之外，摺紙、插花或畫畫也能有效預防失智。

11 過敏、鼻炎、氣喘，喝薑黃切片茶

過敏是因為免疫出現問題，症狀主要表現在皮膚或呼吸系統。鼻炎是鼻黏膜發炎的典型過敏疾病，如果營養狀態或免疫狀態不佳，會演變成慢性鼻炎、支氣管過敏性發炎，造成氣喘。因此，治療過敏的關鍵，在於消除體內發炎，使免疫力恢復正常化。

利用薑黃的抗炎作用，可抑制過敏性鼻炎，暢通氣道，進而減輕支氣管發炎症狀。此外，薑黃素能有效清除引起支氣管炎的一氧化氮，同時減少跟氣喘相關的免疫球蛋白E（按：Immunoglobulin E，簡稱IgE。是種哺乳動物內的抗體，主要功能是避免寄生蟲入侵和過敏），擺脫過敏問題。

使用方針

●常喝溫薑黃切片茶

將四到五片薑黃切片，放入兩公升的水煮滾，泡成薑黃切片茶。經常喝可增強免疫力，有助減輕過敏症狀。

●經常打掃

塵蟎會引起過敏，通常躲在寢具和窗簾裡。想擺脫塵蟎，每星期利用陽光消毒二到三次，仔細打掃屋內。懸浮微粒濃度低的日子，應經常打開窗戶換氣。

●增加戶外活動量

在戶外運動或邊走路邊晒太陽，有助於增強免疫力，建議有空就外出健走三十分鐘以上。這樣不但能提高免疫力、改善過敏，也能解決肥胖，讓心臟和血管更健康。

12 用薑黃油按摩全身，消除慢性疲勞

如果週末再怎麼補眠休息，身體依然感到疲累，很有可能是慢性疲勞。雖然疲勞不會對健康帶來致命危險，但是持續性疲勞會伴隨頭痛、有氣無力、失眠等症狀，對生活帶來嚴重影響。

疼痛是慢性疲勞症狀中最常見的問題。一旦血管內部發炎，將難以提供養分和氧氣給各個組織與細胞，進而引起疼痛。此外，發炎物質會改變細胞組織，促進纖維化，引起慢性疼痛。

這時需要攝取薑黃素阻斷發炎，並且多吃蔬菜，維生素C與礦物質有助舒緩慢性疲勞。一天做伸展操十分鐘，對於減少慢性疼痛與減輕疲勞也很有幫助。

薑黃使用方針

●失眠時喝胡椒薑黃酒

睡不著時，可於就寢前喝一杯胡椒薑黃酒，它能讓身體暖和起來，並使血液循環變好。為失眠所苦時，或是感冒、疲憊不堪、肌肉疼痛時，皆能派上用場。

●用薑黃洗半身浴

半身浴可提高體溫，促進代謝，讓血液循環更順暢。生薑黃切成薄片後放入棉布袋中，接著將棉布袋放進熱水中，洗十五到二十分鐘的半身浴，免疫力就會變好。

●用薑黃油按摩全身

洗澡時將薑黃粉和身體按摩油混合，替全身輕輕按摩。這樣能讓體內循環變順暢，同時也能排出堆積在體內的老廢物質。對於放鬆緊繃肌肉、消除疲勞、使肌膚有彈力，也相當有幫助。

●睡眠要充分

睡眠比飲食重要。就算吃得再好、多麼會運動，但如果睡不好，一切都是空談。盡量營造黑暗的睡眠環境，並且盡可能睡滿七小時以上。

13 薑黃水溼臉按摩，除皺、除斑、除痘

紫外線是肌膚老化的主因。如果肌膚直接曝晒在紫外線中，會形成大量黑色素，長出黑痣或出現黑斑。

紫外線也會造成色素沉澱、肌膚彈力與保溼力下降、長出皺紋等肌膚老化的問題，並形成乾癬與痘痘。

薑黃能恢復因紫外線而受損的肌膚。薑黃素可防止皮膚屏障（按：肌膚最外層的天然保護屏障，由皮脂、汗水、角質層細胞混合而成）受損，改善色素沉澱，讓肌膚重返年輕與恢復彈力。

此外，亦能抑制黑色素生成，預防黑痣、雀斑、老人斑。藉由薑黃素的抗炎作用，有助解決痘痘或異位性皮膚炎。

除了攝取薑黃外，製作薑黃面膜、用薑黃油按摩身體、薑黃洗半身浴等方法，

也能使肌膚恢復原本的狀態。

使用方針

- 一週敷一、兩次薑黃面膜

將薑黃粉、麵粉、牛奶、蜂蜜混合後拿來敷臉，皮膚再生效果顯著，且有助撫平疤痕、毛孔或皺紋。敷完薑黃面膜後，再用溫水洗淨。

- 用薑黃水按摩臉部

在水中添加一茶匙薑黃粉，調成薑黃水浸溼臉部，用手指輕敲按摩一下，皮膚就會變得更透亮、更光滑。

●隨時補擦防晒乳

外出時，在臉部與暴露在外的部位塗上防晒乳，以便保護肌膚。建議每兩到三小時補擦一次，或者加件長袖上衣，減少陽光與皮膚的接觸。

●經常使用加溼器

乾燥是皮膚最大的敵人。盡量不要使用電暖器或冷氣，並在辦公室或家中使用加溼器，藉以控制溼度。睡眠期間水分流失嚴重，因此請打開加溼器或掛上溼衣物。

14 鹽水泡薑黃漱口，牙齦不發炎

牙齦發炎會造成口臭或牙周病，若置之不理，會發展成牙周炎，口腔會持續發出口臭，也會有疼痛感。更嚴重的是，可能使身上各處發炎。如果牙齦發炎，順著血液移動到全身，不但會引起各種疾病，嚴重的話甚至會致癌。

如果有嚴重口臭或牙齦發炎，可藉由薑黃素卓越的抗菌、抗炎功效，盡快鎮定發炎或消炎。消炎後，口臭自然就會消失了。

使用方針

- **用薑黃粉漱口**

將一茶匙薑黃粉放入鹽水中，沖開後漱口。薑黃可抑制口腔內的細菌繁殖，預防牙齦疾病，舒緩牙齦發炎。

●用薑黃粉與茄子製作薑黃醃菜

茄子富含花青素，可排出血管中的老廢物質，有助舒緩牙齦發炎所引起的疼痛。製作薑黃醃菜時，可添加茄子。

●正確刷牙

即使認真刷牙，牙縫間依然會有食物殘留。刷牙時，按照順序，仔細刷洗每顆牙齒；刷牙後，養成使用牙線和牙間刷的習慣。

●定期治療牙齦發炎

從某方面來看，牙齦比牙齒更重要。定期看牙醫，檢查牙齦狀態，一旦發現牙齦發炎，應立即治療。建議一年洗牙兩次，並檢查牙齦是否發炎。

15 耳鳴、頭暈，用量可比別人多一克

耳朵會感受外界聲音，並與腦部溝通，以維持身體平衡。可是如果耳朵至腦部的血管不流暢，便會耳鳴或頭暈。

一般來說，人們會到神經科或耳鼻喉科治療耳鳴，但假設治療效果不佳或復發時，必須優先治療糖尿病、高血壓、高脂血症等疾病，才有可能治好耳鳴。

薑黃素具有淨化血管的抗氧化作用，有助改善耳鳴和頭暈。此外，亦可減少血管內的壞膽固醇，淨化血液的功能十分出色，可發揮治療耳鳴的顯著效力。

使用方針

● 一天喝三次薑黃茶

淨化血液是薑黃最大的功效之一。如果有耳鳴或頭暈的症狀，建議每天持續喝薑黃茶，一開始可將一茶匙（一公克）薑黃粉放入溫水中飲用。若想進一步感受薑黃的功效，用量可逐漸增加至兩公克或三公克。

● 平時多走路

在戶外邊走路邊晒太陽、吹吹風，是預防及舒緩所有疾病的健康習慣。如果有耳鳴或頭暈的症狀，不適合從事室內健身，一天至少外出健走三十分鐘。平時多走路，不但能改善耳鳴與頭暈，也有助於舒緩過敏症狀。

16 早餐喝薑黃濃湯，補充成長所需能量

如果青春期免疫力下降，會經常感冒或出現過敏症狀。身體整體機能下降，將導致發育不良。如果發育期為了對抗病毒而耗盡能量，成長所需的能量就會不足。如果腦部活動力，因鼻炎或異位性皮膚炎等過敏症而下降，專注力就會變差。

薑黃能增強免疫力、預防感冒等、控制發炎問題，對青春期的健康與成長大有助益。對於快速癒合舊傷口、治療痘痘及異位性皮膚炎，也相當有效。

使用方針

- **喝薑黃濃湯，別挨餓**

想要注意力集中，一定要吃早餐。如果沒胃口或趕時間，可以喝薑黃濃湯取

代吃早餐，不但吃起來沒負擔，也容易消化。

●製作薑黃油按摩全身

洗澡時在身體按摩油中添加薑黃粉，再輕輕按摩全身。除了有助睡眠，透過刺激肌膚，也可讓淋巴循環更順暢，對青春期發育也很有幫助。

●十二點前就寢

午夜前後成長賀爾蒙分泌旺盛，也就是說，如果這時不睡覺，就會妨礙發育。平時應睡滿七到九小時，並於晚上十二點前就寢。

●大量運動

近來學生的運動時間明顯不足，若想長高或強健身體，就必須大量運動，這樣才能刺激生長板，有助長高。

17 吃完搭配大腿肌、核心肌運動，更有效

由於基礎代謝下降，人一旦上了年紀後，即使有控制體重，體內依然會囤積脂肪。三十五歲之後，體脂肪每年平均會增加一％，於是造成內臟脂肪堆積，體型也跟著改變。

此外，姿勢不良會使身體重心傾斜，導致新陳代謝與血液循環停滯，體內便會開始囤積脂肪。

攝取薑黃的同時，如果也能搭配大腿肌肉強健運動，與核心肌肉鍛鍊運動，便可提升薑黃促進代謝的功效，同時維持健康與美貌。

大腿肌肉強健運動

大腿是由人體最大塊的骨頭所構成，占整體體重的三分之一，且有許多肌肉。更驚人的是，肝臟的工作可由大腿代勞，它不僅能燃燒脂肪，連身體七五％的血糖控制，也是由大腿肌肉負責。因此，若想預防糖尿病及維持健康，就得好好鍛鍊大腿肌肉。

弓箭步

一、雙腳張開與骨盆同寬，雙手叉腰。

二、右腳向前伸直，左腳抬起後腳跟。

三、背部和腰桿打直，右膝彎曲九十度，左膝下壓到快碰到地面，此時左膝也要彎曲呈九十度。

四、利用下半身的力量，慢慢回到原來姿勢。兩邊各做十五下為一組，重複三組。

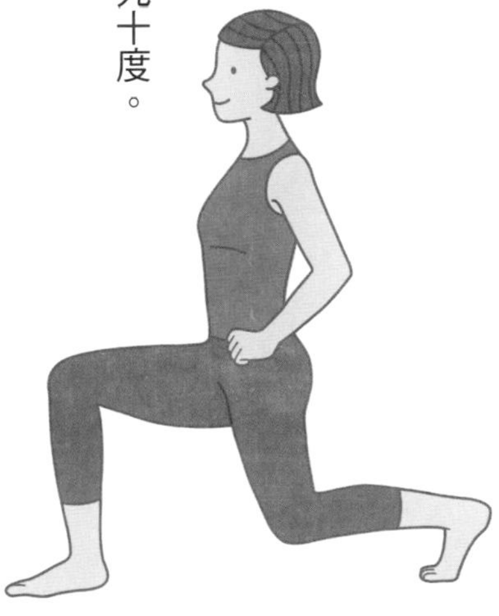

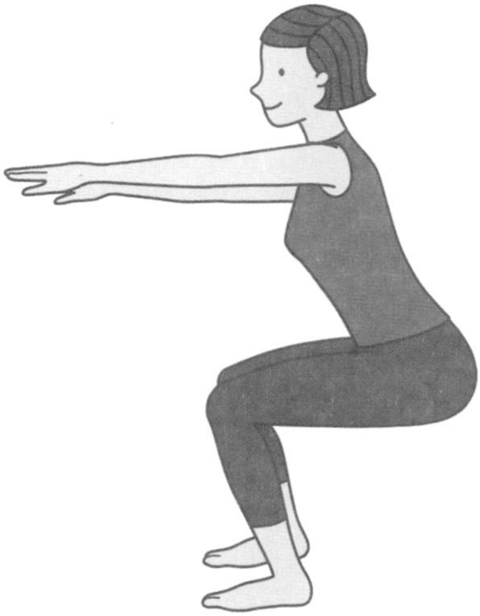

深蹲

一、雙腳張開與肩同寬，站著，腹部用力。

二、雙臂向前伸直，視線平視正前方。

三、腰桿打直，屈膝慢慢往下蹲。膝蓋和腳尖朝著相同方向，從側面來看，膝蓋不能超過腳尖。

四、維持該姿勢五秒後，回到原來姿勢。此動作重複十次。

深蹲的其他應用——牆壁姿勢

跟深蹲姿勢相同，只需改變手臂姿勢。面對牆壁站好，雙臂朝上伸直呈數字11。如果覺得姿勢太困難，可以雙臂張開呈Y字形。做這個動作時，胸部、背部、腰部肌肉會舒展開來，不僅血液循環更順暢，也能矯正脊椎。

核心肌肉鍛鍊運動

每天進行燃燒體脂肪、矯正姿勢的核心運動，就能雕塑苗條又有彈力的身材。不但能強化身體中心部位的肌肉，亦能預防腰部疼痛。

核心運動是維持健康，與防止老化的第一步。

嬰兒姿勢

一、脊椎打直，屈膝跪坐。膝蓋微開與骨盆同寬，雙腳輕輕貼緊。視線平視正前方。

二、雙臂向前伸直，上半身像行禮一樣向前傾。此時低下額頭，讓額頭碰地。

三、姿勢維持一到三分鐘後，回到原來姿勢。

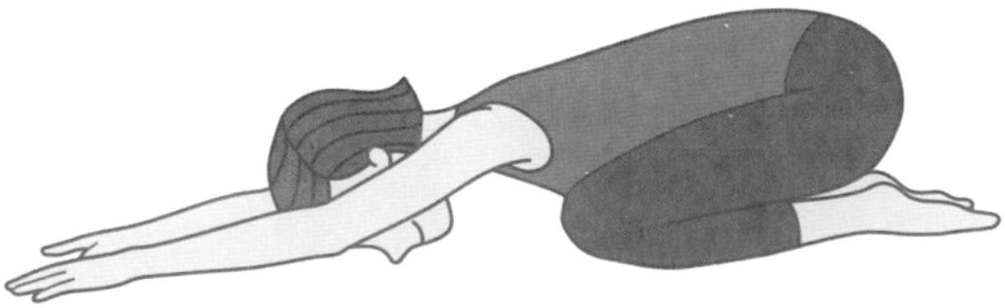

手撐式

一、屈膝趴著，四肢著地。
二、吐氣的同時，雙腳依序向後伸直。
三、腹肌用力撐著，讓頭部到後腳跟呈一直線，此時腰桿應打直。
四、姿勢維持約三十秒後，回到原來姿勢。

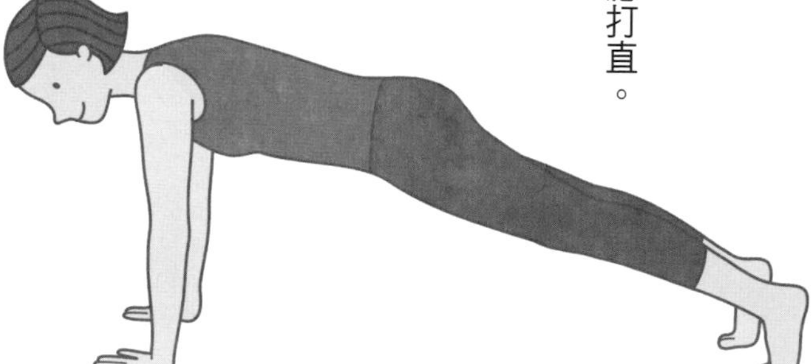

6

好吃到讓你說還要還要的薑黃飲品與料理

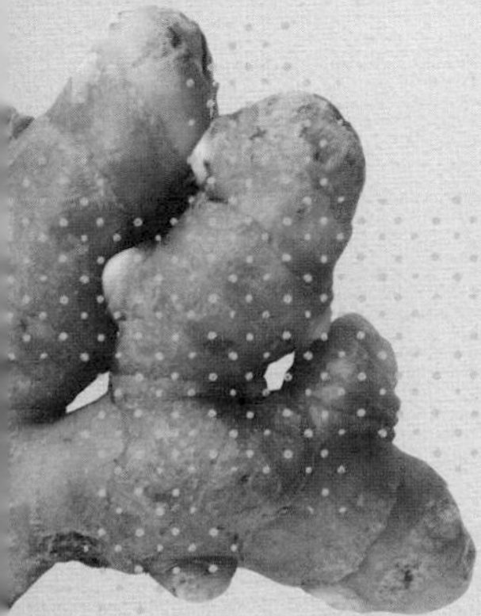

1 薑黃醋

如果覺得前面介紹的薑黃茶太苦喝不下去，可以在十二月薑黃生產時，購買生薑黃，並製作薑黃醋。砂糖或蜂蜜具有保存作用，因此可以長期食用。

跟生薑醋相比，它比較不刺激，適合年長者與小孩飲用。感冒、肩膀痠痛或消化不良時，也能派上用場。

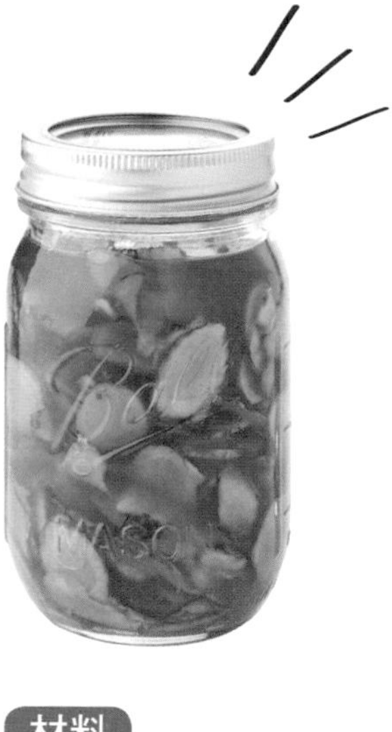

材料

生薑黃 1 公斤、
砂糖或蜂蜜 1 公斤。

做法

1

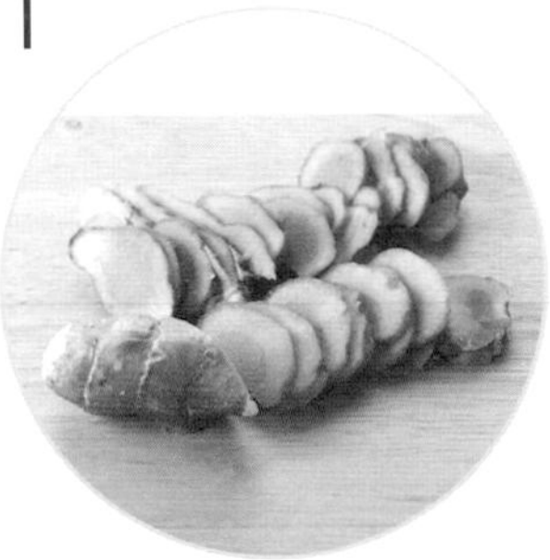

清掉生薑黃上的泥土，用刷子洗乾淨後瀝乾水氣，接著切成薄片。

2

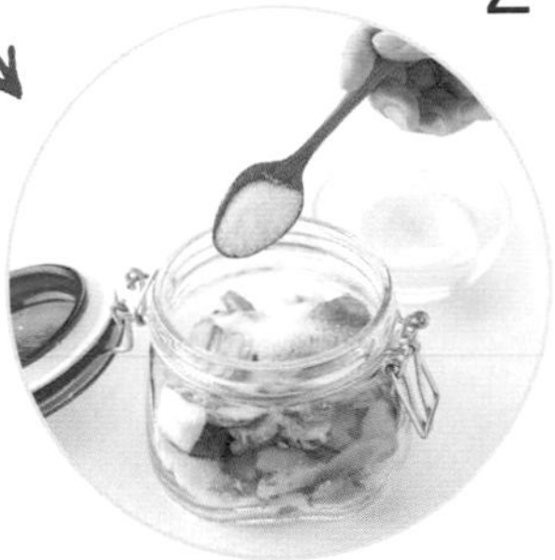

把生薑黃薄片跟砂糖放進密閉容器內拌勻，接著蓋上蓋子密封，放在陰涼處 3 個月以上，讓它熟成。

3

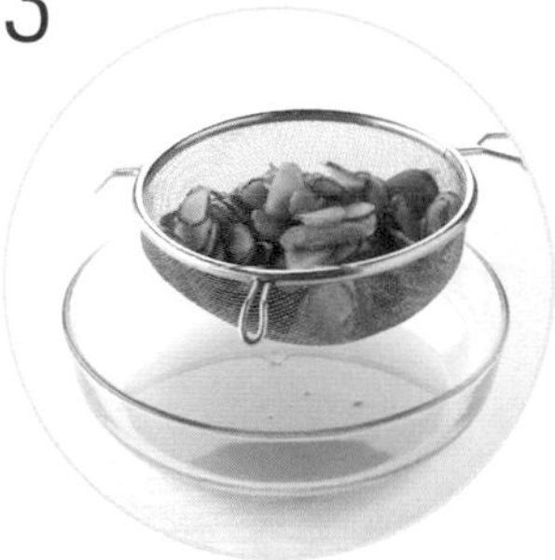

砂糖完全溶化後，用濾網過濾，只濾出汁液，接著將汁液裝在密閉容器內保存。

※ 熟成期間，要隨時打開蓋子洩放氣體，並用乾勺子攪拌均勻，讓砂糖確實溶化。

2 薑黃蘋果果醬

在果醬快完成時放入薑黃粉，薑黃的獨特香氣能增添果醬風味。蘋果富含的水溶性纖維果膠，可控制血糖、降低膽固醇，同時也有助於改善便祕症狀。

此外，蘋果的有機酸有助於改善疲勞問題，也能增加免疫力。研究結果也指出，有機酸中的咖啡酸與綠原酸有助抗癌。

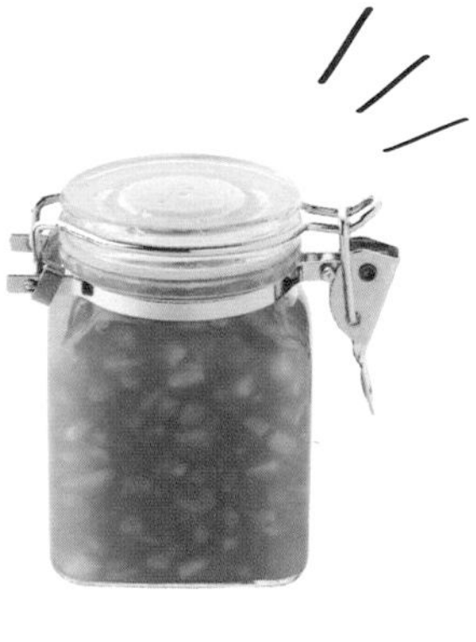

材料

蘋果 3 顆、
薑黃粉 1 大匙（10 公克）、
檸檬汁 2 大匙、
砂糖 1.5 杯。

做法

1

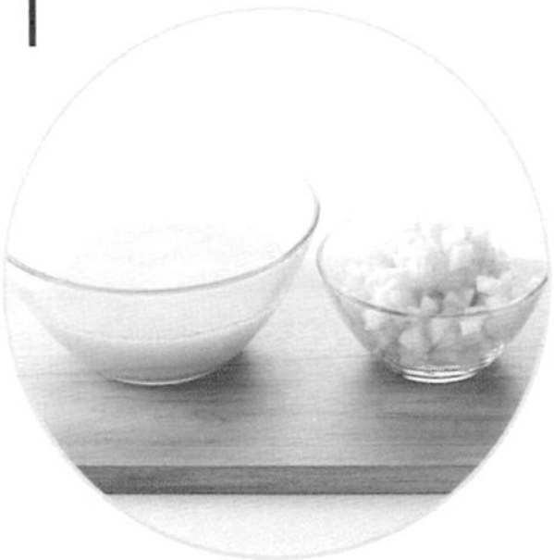

將蘋果去皮、去籽後，用調理機打成泥。

2

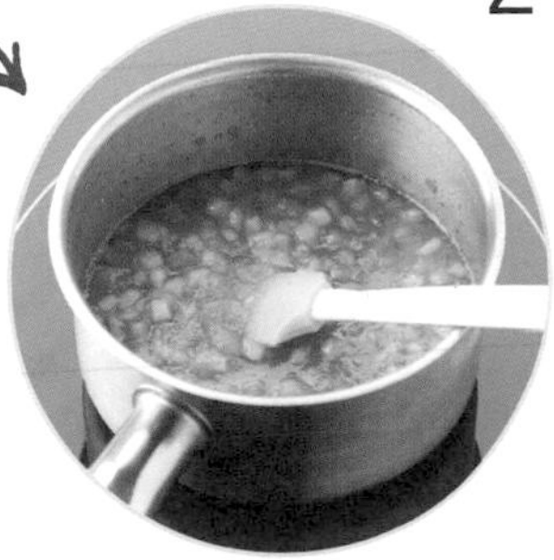

接著把蘋果泥與砂糖放入鍋中，均勻混合後，熬煮到水分充分滲出來。等砂糖全部溶化後，加入檸檬汁。開小火邊煮邊攪拌，煮到分量減為一半後，再放入薑黃粉拌勻。

3

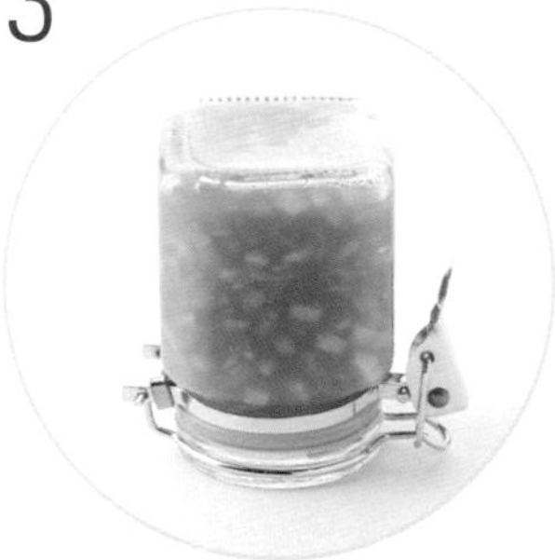

把果醬裝入密閉容器內，蓋上蓋子，倒扣放涼。

※ 亦可用香蕉或紅蘿蔔取代蘋果。容器倒扣擺放的話，會變成真空狀態，便能長期保存。

3 薑黃切片茶

因味道強烈而不敢吃薑黃的人，可以喝薑黃切片茶。雖然薑黃濃度低，但是如果能善用薑黃切片泡茶，就能輕鬆習慣薑黃。不過，薑黃切片在熱水中泡太久或煮太久的話，薑黃的特殊苦味會變濃，因此最好泡到變成啤酒色澤時就飲用。

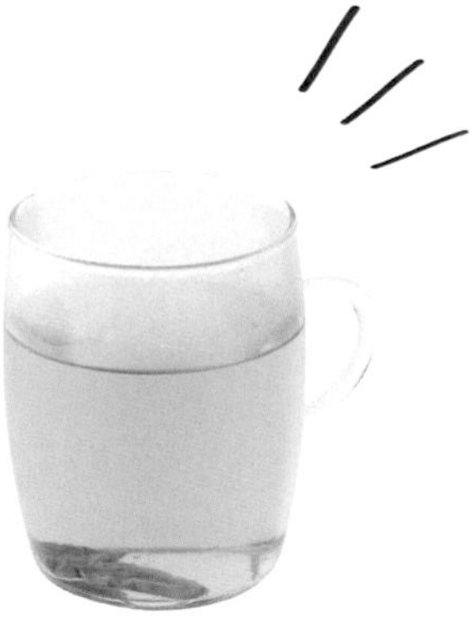

材料

生薑黃 1 公斤。

做法

1

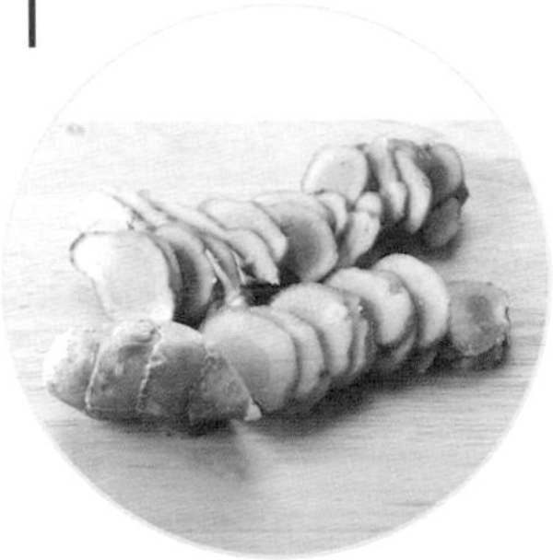

清掉生薑黃上的泥土，用刷子洗乾淨後瀝乾水氣，接著切成薄片。

2

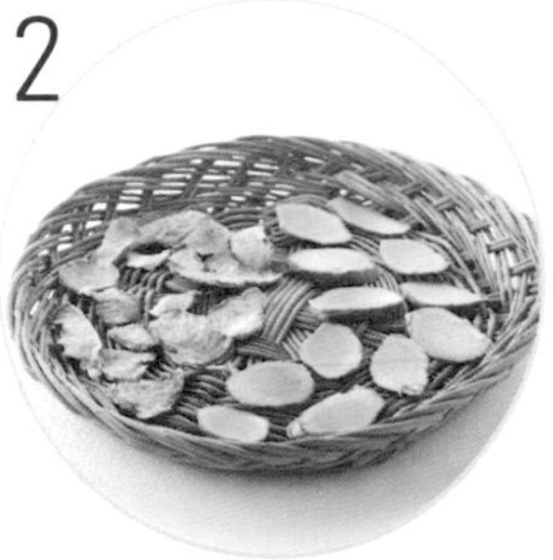

把薑黃平鋪在籐盤上，在陰涼處晾 2 到 3 天，製成薑黃切片。裝進密閉容器內，保存於陰涼處。

3-1

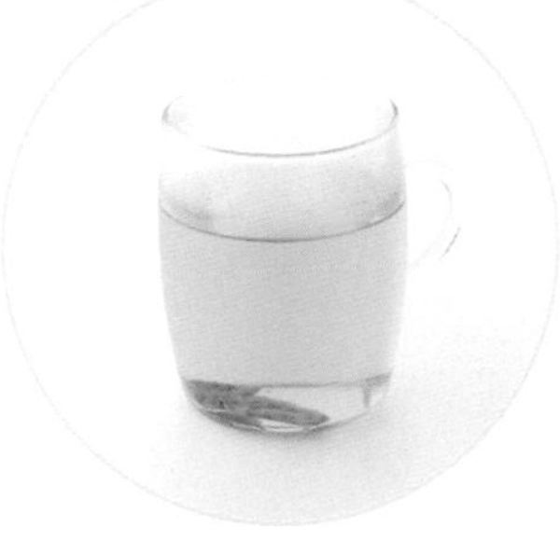

在 1 杯熱水中放入 1 片薑黃切片，泡約 3 到 4 分鐘後，當成濃茶飲用。

3-2

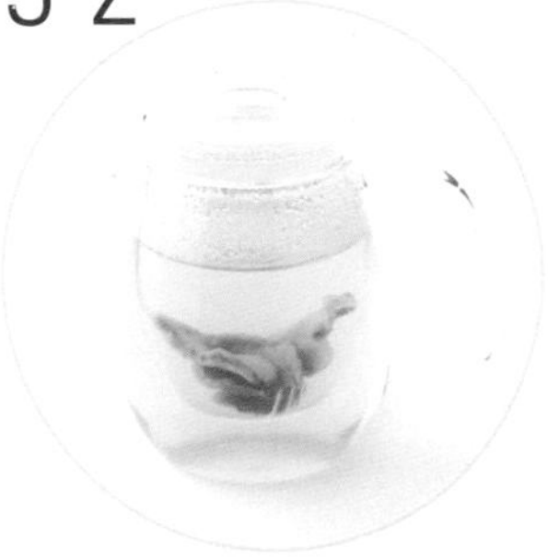

在水壺裡裝 2 公升的水，加上 4 到 5 片薑黃切片，煮滾就能飲用。

※ 除了薑黃切片茶，也可以泡薑黃水，只要在 1.5 到 2 公升的水中，放入 1 茶匙（3 公克）薑黃粉即可。薑黃粉會沉到底部，所以飲用時搖勻再喝。

4 胡椒薑黃酒

胡椒的辛辣味源自胡椒鹼成分，胡椒鹼的抗氧化、抗癌作用顯著，能促進胃部消化液分泌，避免維生素C氧化，有助維生素B與β-胡蘿蔔素的吸收。

同時攝取胡椒粉跟薑黃，能提升薑黃素吸收。雖然胡椒薑黃酒屬於抗氧化效果佳的健康酒，但畢竟是酒，所以喝的時候要注意不能過量，建議一天喝一杯燒酒杯就好。感冒、感到疲勞或肌肉疼痛時，飲用會很有幫助。

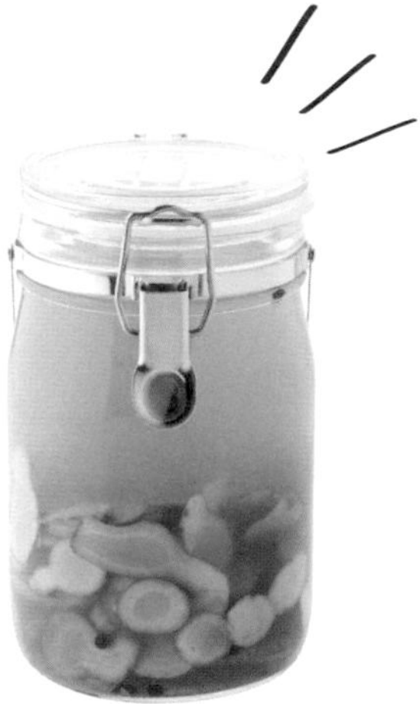

材料

生薑黃 500 公克、
燒酒 1.8 公升、
砂糖 3.5 大匙、
胡椒粒 1 小匙。

做法

1

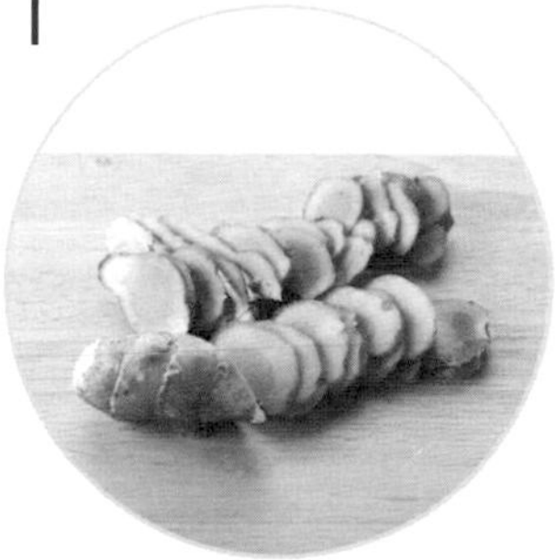

清掉生薑黃上的泥土，用
刷子洗乾淨後瀝乾水氣，
接著切成薄片。

2

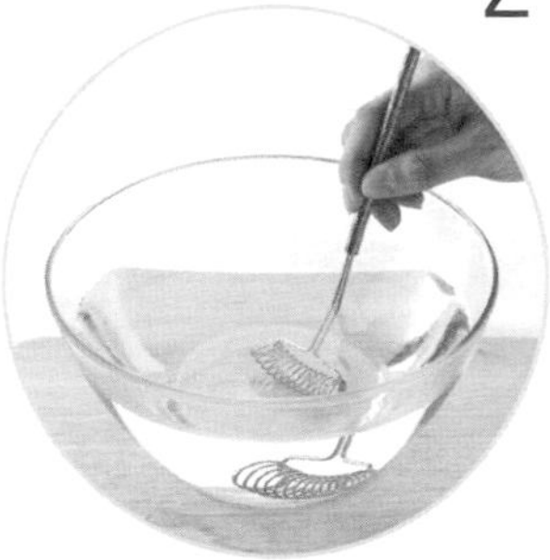

砂糖倒進燒酒中溶解。

3

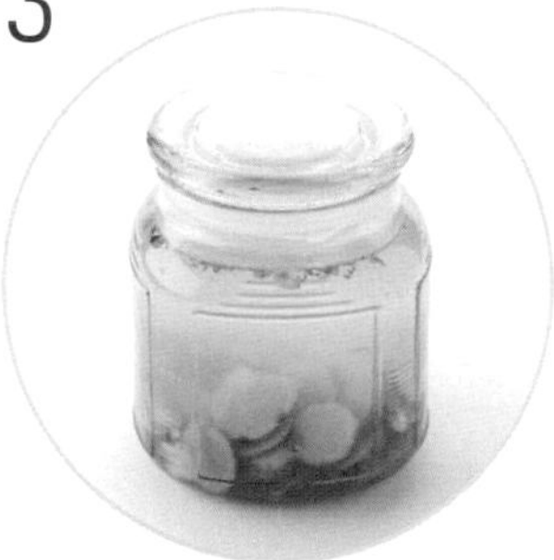

將薑黃切片裝進密閉容器，再放
入胡椒粒，接著倒入燒酒，放在
陰涼處 3 個月以上，讓它熟成。

5 薑黃咖啡

在即溶咖啡中放入薑黃粉的話，幾乎感受不到薑黃的苦味，也能減少即溶咖啡的甜味，能喝到更香醇順口的咖啡。

雖然即溶咖啡含有砂糖或其他添加物，但是薑黃含有的抗氧化物質更強，能抵消即溶咖啡的害處。

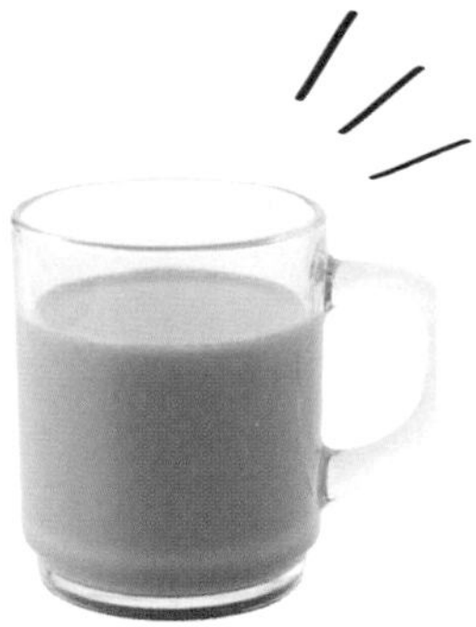

材料

即溶咖啡 1 包（12 公克）、
薑黃粉 1 小匙（3 公克）、
熱水 2／3 杯。

做法 將即溶咖啡和薑黃粉放入熱水中拌勻即可。

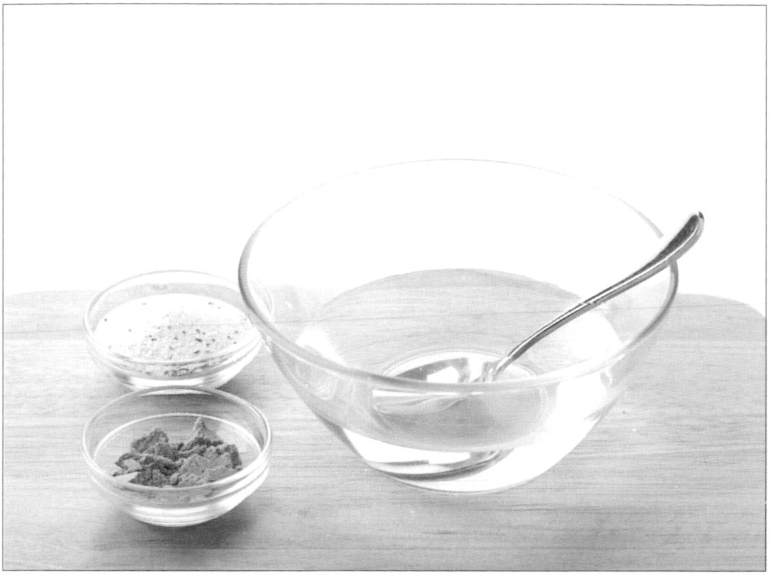

6 薑黃牛奶

酪蛋白是牛奶的代表性蛋白質，可提高薑黃素的代謝活動。此外，牛奶的乳脂肪含有膽固醇抑制因子與抗癌成分，對於罹患高脂血症、高血壓、癌症等疾病的人十分有效。

除了牛奶外，也可以將薑黃粉加進優酪乳、豆漿或原味優格等乳製品中。

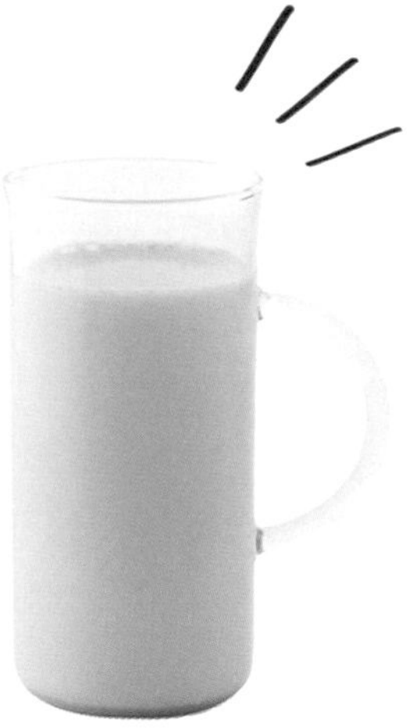

材料

薑黃粉 1 小匙（3 公克）、
牛奶 1 杯、
少許蜂蜜（依喜好添加）。

做法 將薑黃粉和蜂蜜放入牛奶中拌勻即可。
加蜂蜜可減少薑黃的苦味。

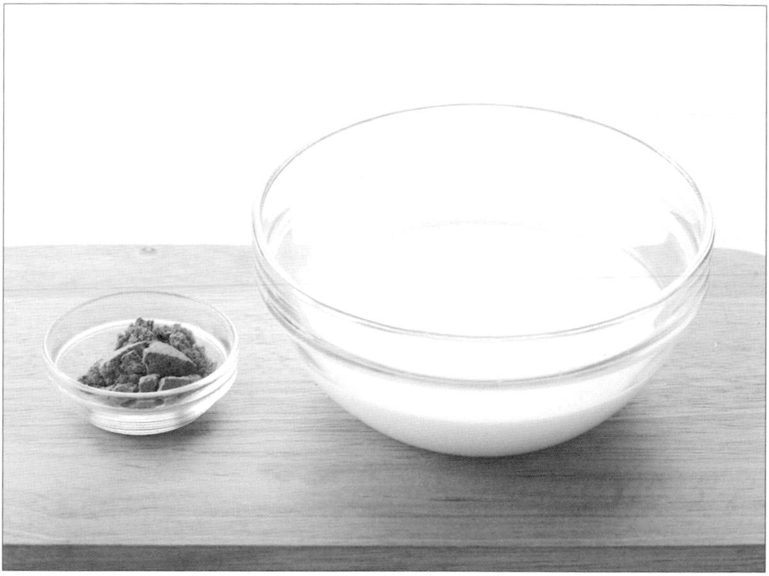

7 薑黃果昔

香蕉富含纖維素，能使老廢物質順利排出去，且排除重金屬的功效顯著。香蕉也含有血清素（按：為神經傳導物質，影響情緒、失眠、記憶）所需的色胺酸，因此常吃香蕉有助於預防憂鬱症。

此外，香蕉富含鉀，有助控制血壓，同時也富含水溶性纖維果膠，能有效預防心血管疾病。它還能中和胃酸、保護胃黏膜，有胃潰瘍和胃炎的人多吃有益。

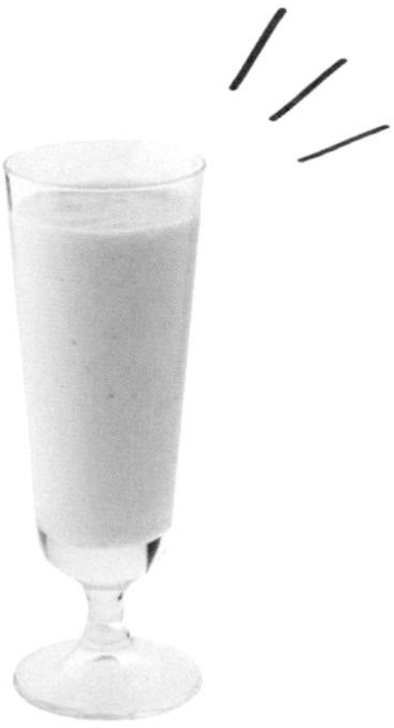

材料

香蕉 1 根、原味優格 0.5 杯（80 公克）、豆漿 0.5 杯（100 毫升）、薑黃粉 0.5 小匙（1.5 公克）。

做法

1

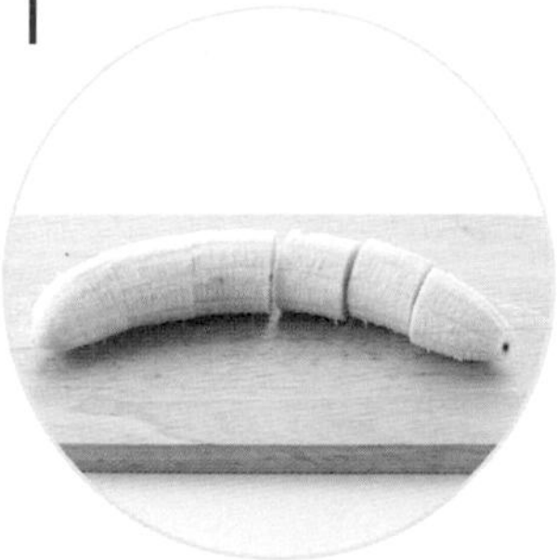

香蕉剝皮後，切成適當大小。

2

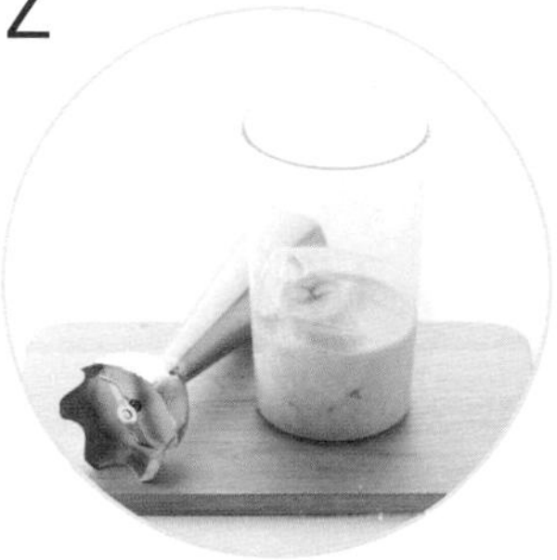

把香蕉、原味優格、豆漿和薑黃粉放入調理機中打成泥。
可依照喜好，添加蜂蜜或果糖。

8 薑黃果汁

薑黃跟水果、蔬菜一起攝取，功效會倍增。菠菜能淨化腸胃，有效改善腸胃疾病、便祕、虛冷症等問題。藍莓富含纖維質、維生素C、果膠，有助預防糖尿病引起的視網膜炎或白內障。

薑黃素屬於脂溶性，打果汁時如果能添加橄欖油，薑黃會跟其他材料相容，喝起來更順口。

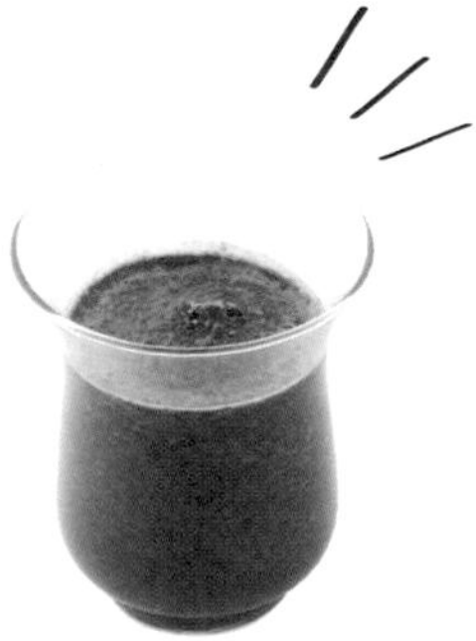

材料

菠菜 3 株（60 公克）、
藍莓 1 杯（100 公克）、
薑黃粉 0.5 大匙（5 公克）、
綠茶粉 1 小匙、水 0.5 杯、
橄欖油 1 小匙、
少許蜂蜜（依喜好添加）。

做法

1

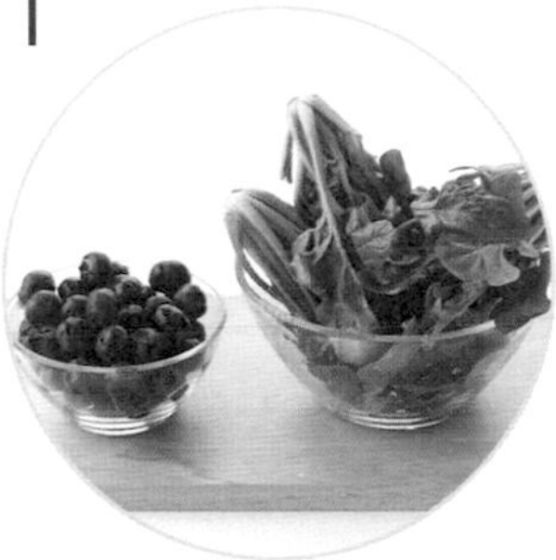

用水洗淨菠菜和藍莓。

2

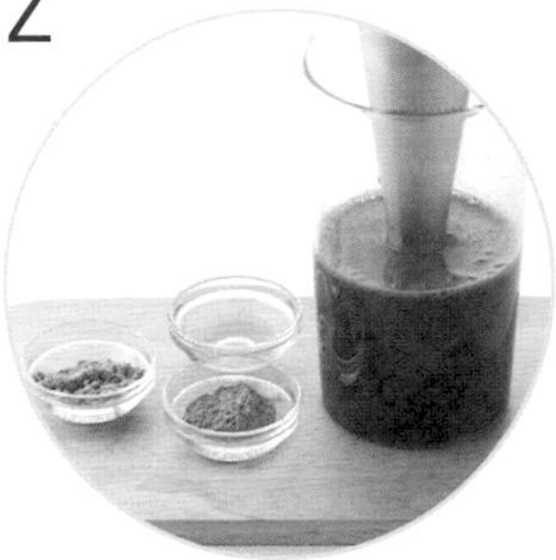

把菠菜、藍莓和其他材料放進調理機中打成泥。

9 薑黃冰塊

葡萄皮含有大量單寧，而葡萄同時具有單寧（按：即植物細胞的防衛用化學成分，避免蟲攻擊，也可以保護植物免受紫外線的傷害）的澀味與甜味，可以蓋過薑黃的苦味。

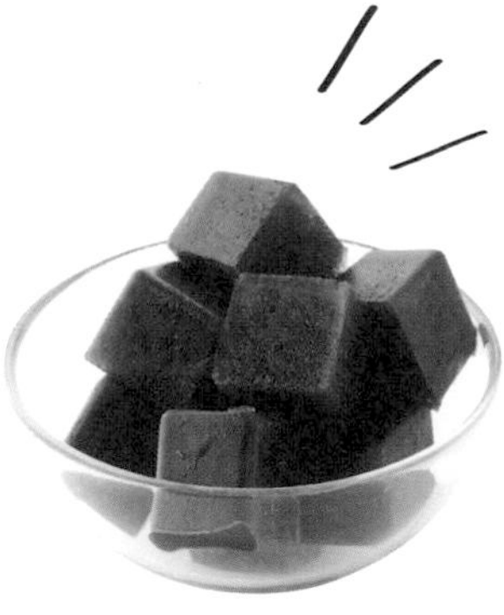

材料

薑黃粉 2 小匙（6 公克）、葡萄汁 2 杯（400 毫升）。

做法

1

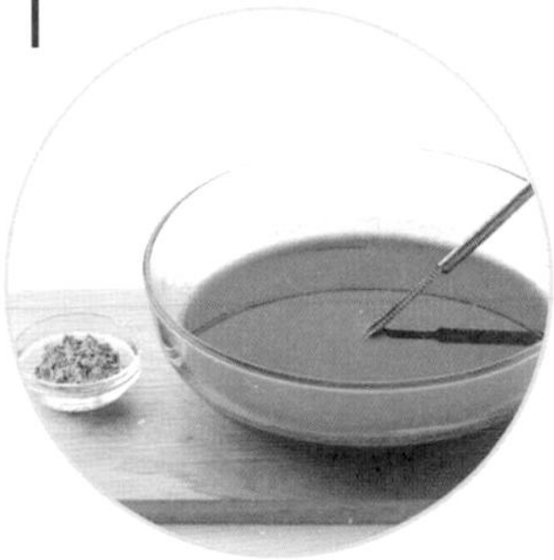

薑黃粉加進葡萄汁中拌勻。

2

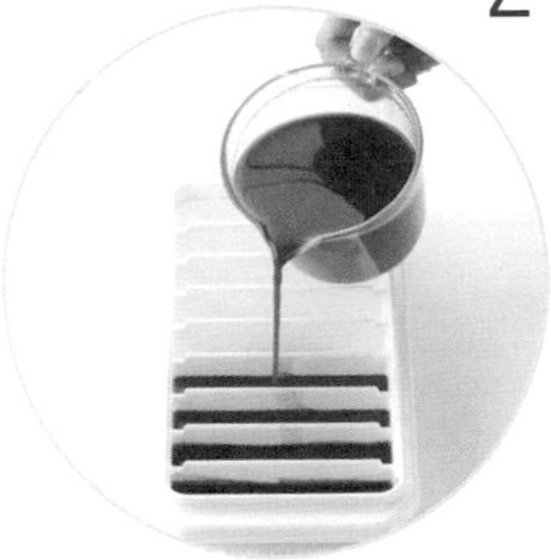

接著倒入製冰盒，放進冷凍庫 6 小時以上。

3

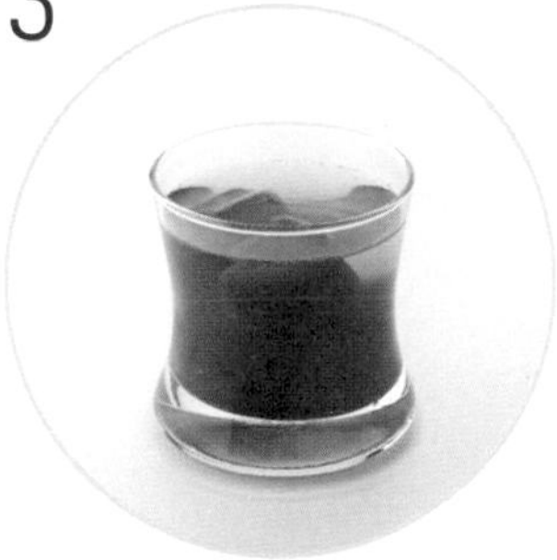

在水或氣泡水中，加入冰塊飲用。

10 薑黃鹽

鹽巴能減少薑黃的辛辣味，讓鹽巴的味道更突出。烤肉或煮肉類料理時，可以加薑黃鹽，抑制肉類的腥味。

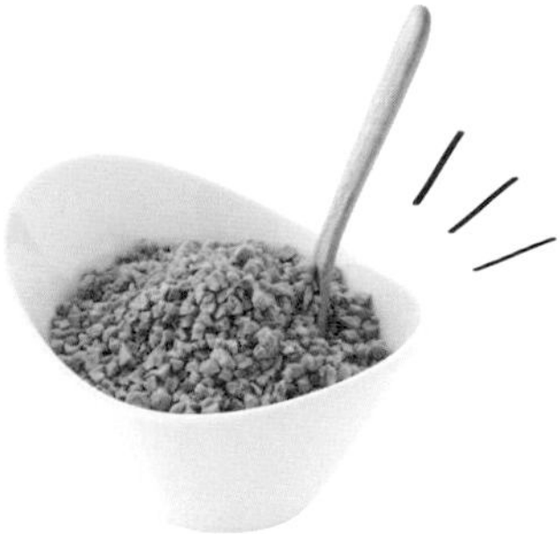

材料

薑黃粉 1 杯（80 公克）、
粗鹽（海鹽）2 杯（300 公克）、
燒酒 0.25 杯（50 毫升）。

做法

1

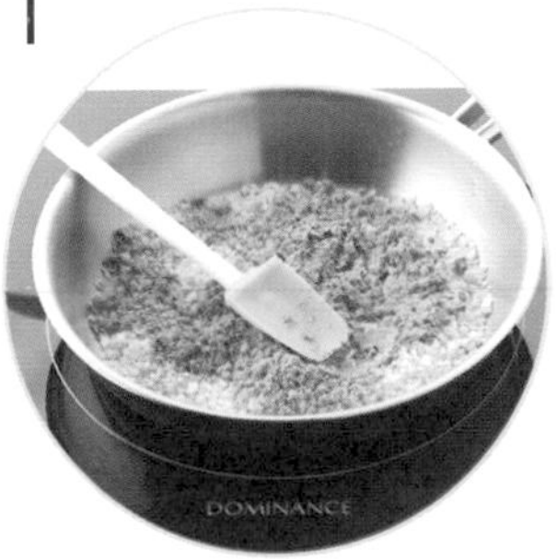

將粗鹽和薑黃粉放進未沾油的平底鍋內，開小火拌炒。

2

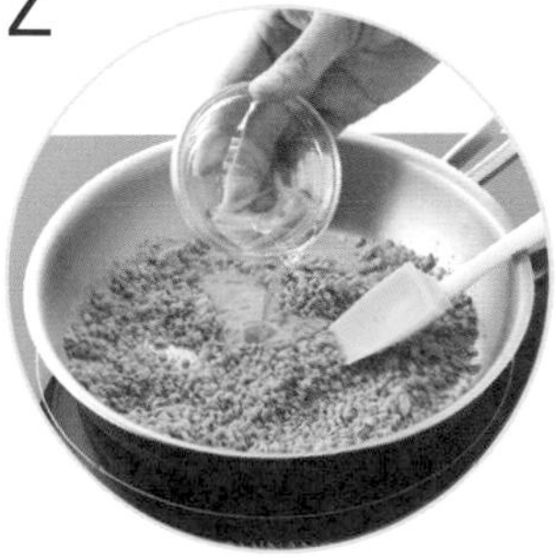

過程中淋上燒酒，拌炒讓水分揮發。

※ 將燒酒裝在噴霧器中使用會更方便。燒酒會讓鹽巴和薑黃粉彼此緊緊相黏，不讓薑黃的薑黃素燒焦。

11 薑黃飯

炊飯時可添加薑黃粉，薑黃煮熟後，苦味會變淡、味道溫和，容易被身體消化及吸收。

不過，如果放太多薑黃粉，飯容易變軟、變得沒有黏性，因此須控制用量。

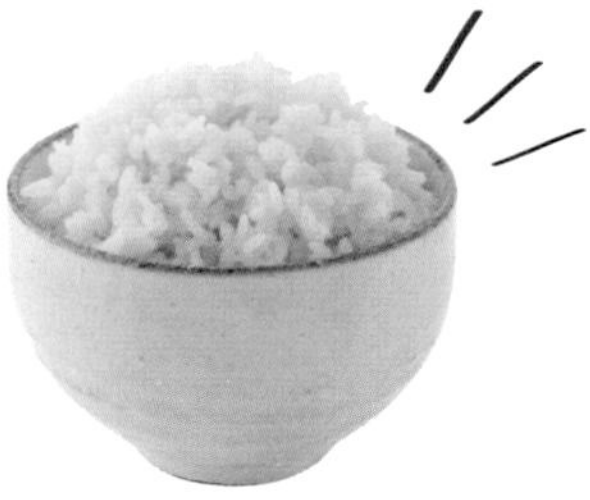

材料

米 2 杯、
薑黃粉 1 小匙（3 公克）、
水 2.5 杯。

做法

1

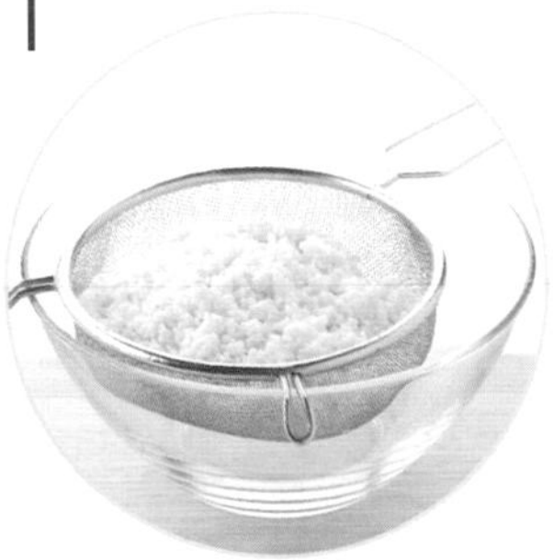

米洗淨後泡 30 分鐘，再用濾網過濾以瀝乾水分。

2

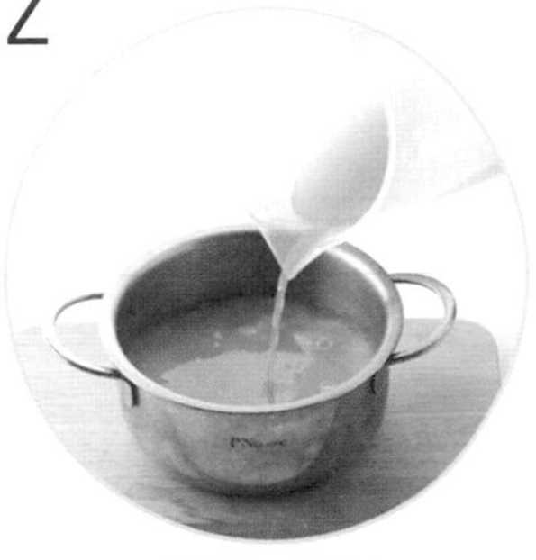

米放在鍋中，再放進溶有薑黃粉的水中拌勻。

3

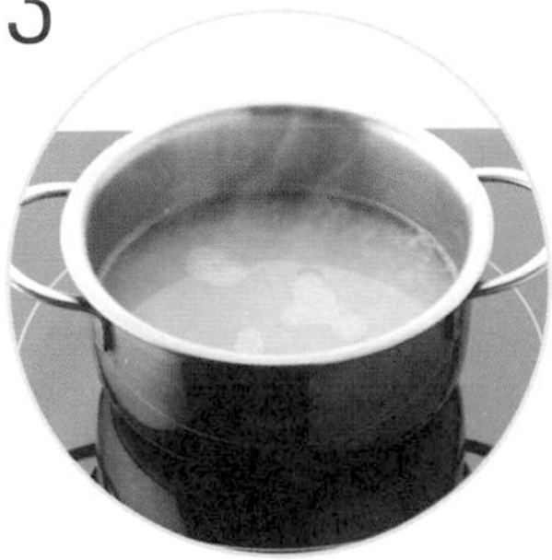

用大火煮到水沸騰後，再轉中火繼續煮。

4

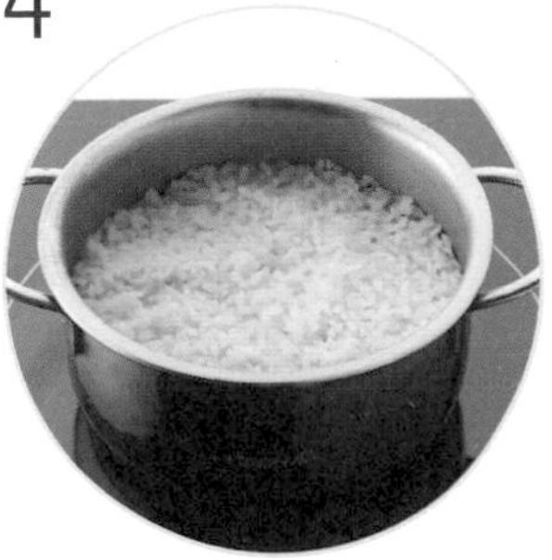

水開始減少後，用小火再燜 10 分鐘。

12 薑黃濃湯

只要把薑黃粉加進蔬菜濃湯，排毒濃湯就完成了。高麗菜、青花菜、海帶等食材，能有效排出堆積在體內的老廢物質，排毒作用也十分出色。

高麗菜含有維生素U和維生素K，能保護腸胃黏膜，有助於治療胃潰瘍，因此跟薑黃一起吃，對腸胃健康大有助益。

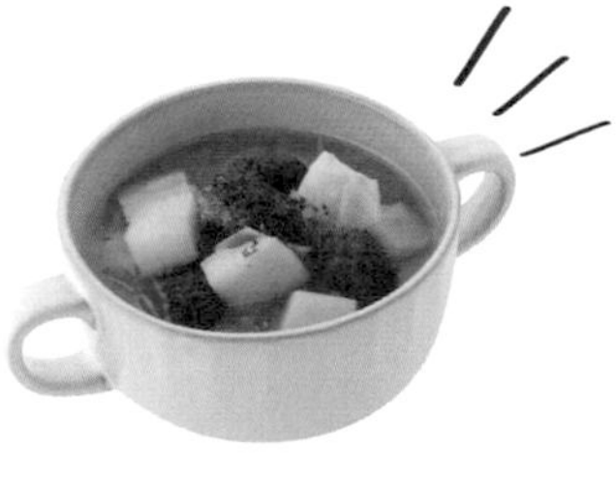

材料

高麗菜 200 公克、
馬鈴薯 0.5 顆、
青花菜 0.25 棵、
薑黃粉 1 大匙（10 公克）、
昆布水 3 杯、沙拉油 1 大匙、
鹽巴、胡椒少許。

做法

1

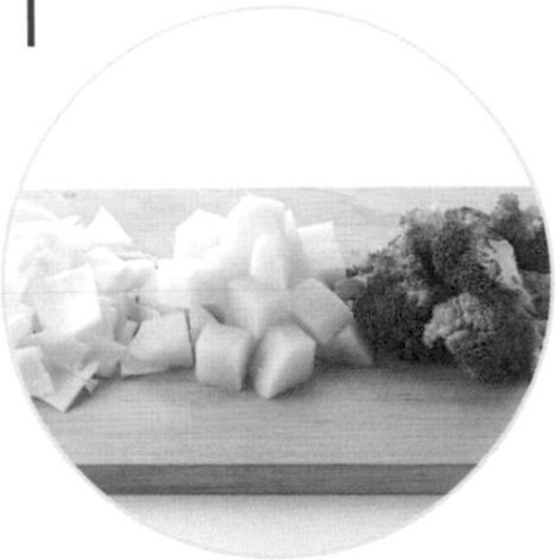

高麗菜、馬鈴薯、青花菜洗淨後切塊。

2

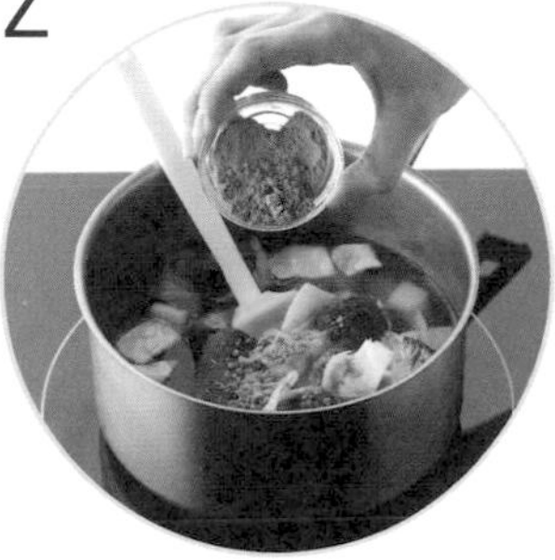

熱鍋下油，放入蔬菜拌炒。蔬菜半熟時，放入昆布水和薑黃粉，小火慢煮。

3 用鹽巴和胡椒調味。

※ 步驟 2 完成後，也可以把料理放進調理機中磨碎，打成滑順的奶油濃湯享用。

13 薑黃醃菜

在醃菜中添加薑黃粉，能自然增加薑黃的攝取量。白醋味道強烈，薑黃的苦味不會因此影響到醃菜的風味。把薑黃粉當作祕方調味料使用，在所有料理中添加一些，就能多方面應用薑黃。

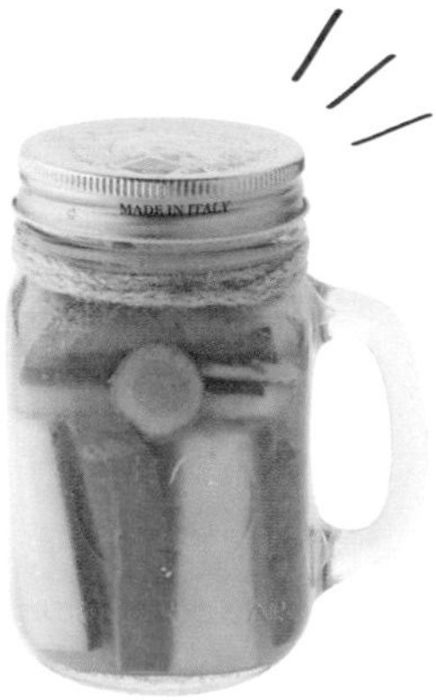

材料

小黃瓜 1 根、紅蘿蔔 0.5 根、
白蘿蔔 1 條（長約 10 公分、
寬約 6 公分）
醃汁檸檬切片 2 片、
生薑 0.25 片、月桂葉 1 片、
薑黃粉 2 小匙（6 公克）、
水 1.5 杯、白醋 1.5 杯、
砂糖 1 杯、粗鹽 3 大匙。

做法

1

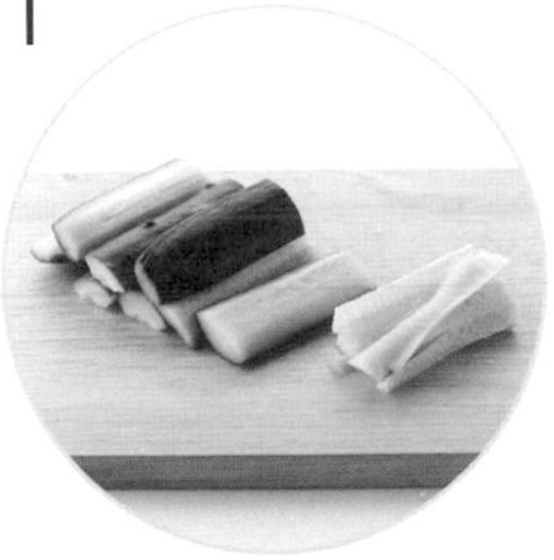

小黃瓜洗淨後，連皮切成 6 公分長，分成 4 等分，再去除容易軟掉的籽。

2

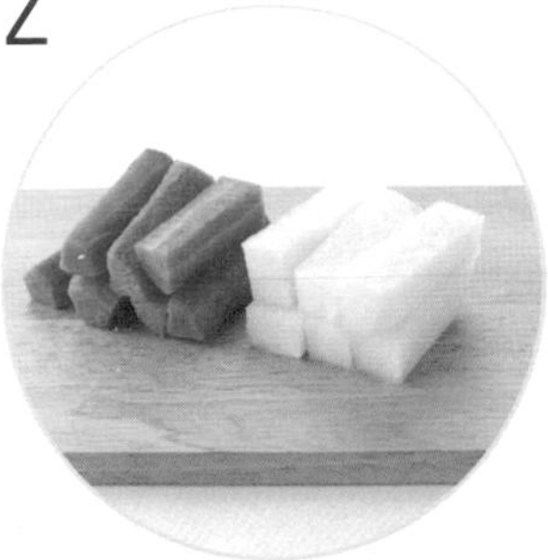

紅蘿蔔和白蘿蔔去皮後，切成長 6 公分、寬 1.5 公分長條狀。

3

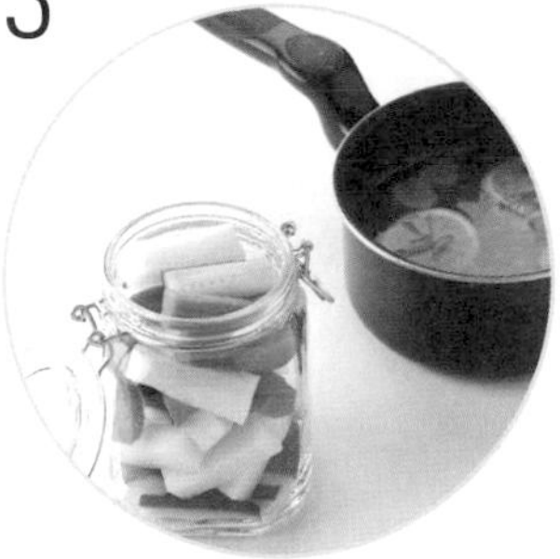

用配好的材料製作醃汁並煮滾。將處理好的小黃瓜、紅蘿蔔、白蘿蔔裝進消毒過的密閉容器內，接著倒入醃汁，完全冷卻後再蓋上蓋子。

4

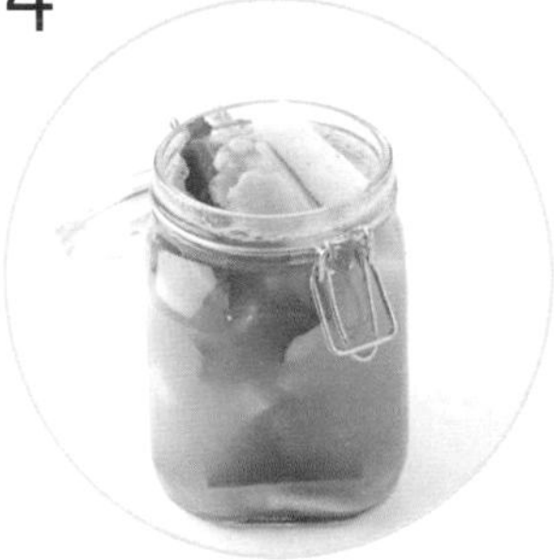

2 到 3 天後，倒出醃汁，重新煮滾，冷卻再倒回去，重複 2 次。

14 薑黃辣白菜

在辣白菜中添加薑黃，抗癌效果會倍增。白菜含有維生素C，能提升免疫力、保護血管、形成膠原蛋白、吸收鐵質，它同時也富有鉀，能控制血壓。

醃薑黃辣白菜時，一併放入鯷魚魚露和生薑汁，這樣才能中和薑黃的苦味，釋出泡菜味。

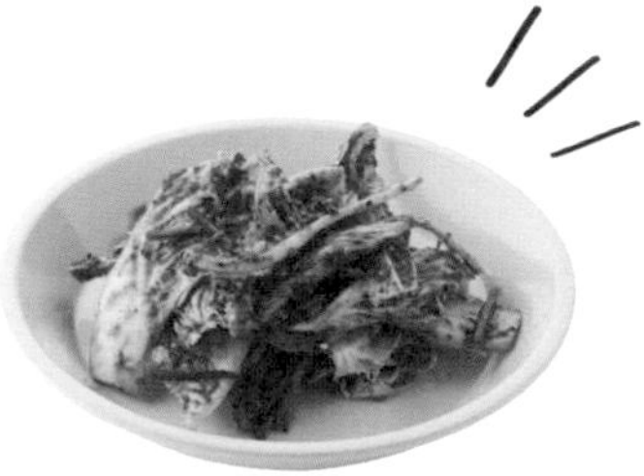

材料

大白菜 5 片（約 200 公克）、
青辣椒 1 根、紅辣椒 0.25 根、
粗鹽 2 大匙、芝麻少許。
辣白菜醃料：辣椒粉 2 大匙、
薑黃粉 1 小匙（3 公克）、
白醋 2 大匙、鯷魚魚露 1.5 大匙、
生薑汁 1 小匙、水 3 大匙，
蒜泥、芝麻鹽、砂糖各 1 大匙

做法

1

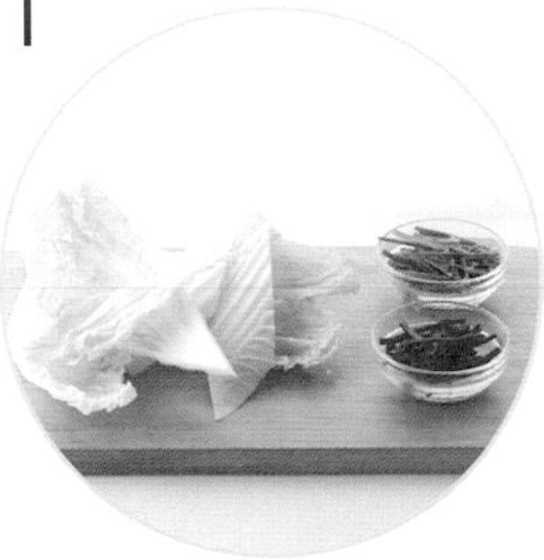

白菜洗淨後斜切，青辣椒和紅辣椒切成 4 公分長的細絲。

2

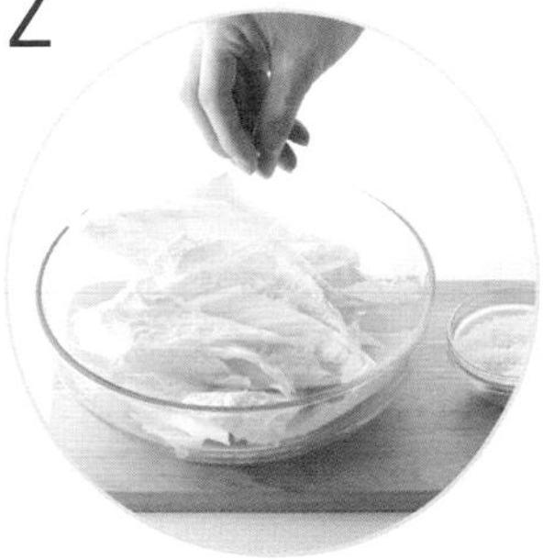

把白菜裝進碗裡，撒上粗鹽後，放少許水醃 15 分鐘。

3

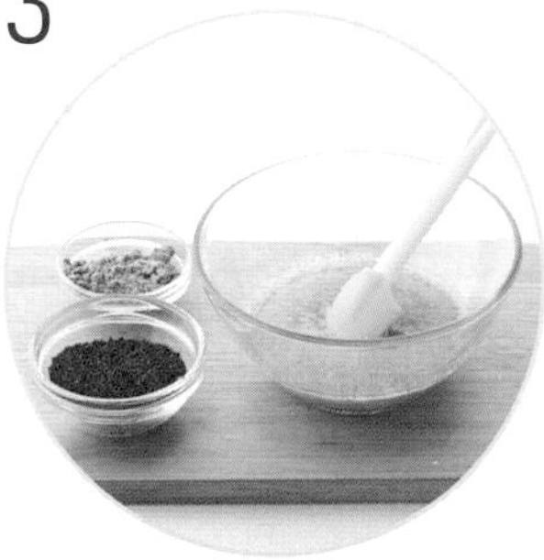

用配好的材料製作辣白菜醃料。

4

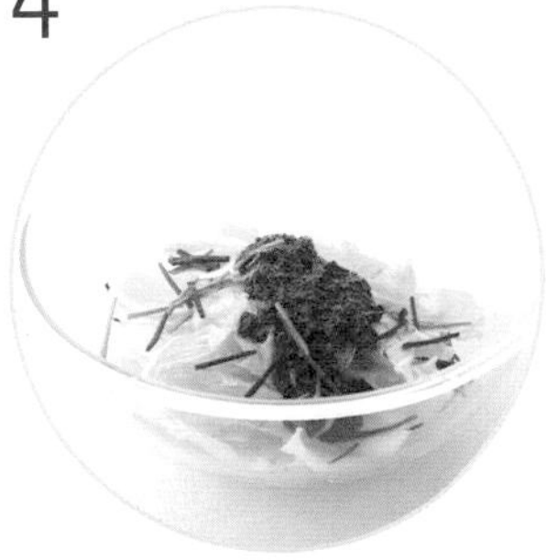

用水清洗醃過的白菜，瀝乾水分後裝進大碗裡，接著放入辣白菜醃料，輕輕拌勻後，再撒上芝麻。

Q&A 有關薑黃的疑難雜症，通通有解

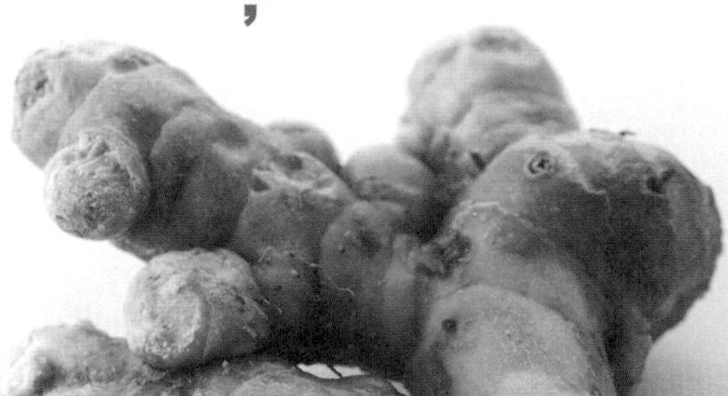

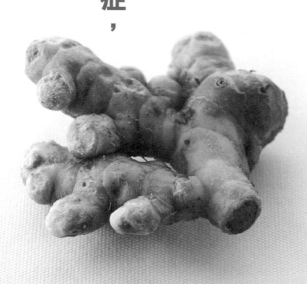

Q 薑黃有哪些好轉反應或「負」作用？

A 無論是什麼食品，根據用量或使用者的身體狀態，都有可能出現不適感。不適應薑黃素的人攝取薑黃時，可能會出現腹瀉、胃痛、胸口灼熱或腹痛，不過這些副作用中，有些可能是病情改善過程中，出現的好轉反應。如果這時減少薑黃用量或停止攝取薑黃，反應就會消失。為了應付這樣的情況，建議一開始服用薑黃時，先從一公克的用量開始，然後再慢慢增加。（按：好轉反應是指人們經過自然醫學相關的方式與手法，在體質改善的過程中，暫時發生的惡化現象。）

Q 攝取排毒薑黃油也會有好轉反應嗎？

A 吃排毒薑黃油會出現腸胃失調、腹痛、腹瀉等症狀，因此建議一開始每天喝一杯，然後務必跟連皮磨成泥的蘋果汁和橄欖油混勻後再喝。

Q 可以餵小孩吃薑黃嗎？幾歲可以吃呢？

A 六歲以上的小孩可以吃少量的薑黃，建議可以先在食物中放少許薑黃，讓孩子吃吃看。不過，有些孩子會因為味苦而排斥薑黃，這時可以把薑黃加進葡萄汁中，製成冰塊後，放在開水或飲料中讓孩子飲用。

Q 一天喝三次薑黃茶，又把薑黃加在食物裡吃，這樣會不會吃太多？

A 其實不算多，不過攝取量會因人而異，因此建議每天先喝一次薑黃茶，再將非常少量的薑黃添加在食物中。

Q 開始吃薑黃後，胃好像變得更不舒服，應該繼續吃嗎？

A 如果胃一直很不舒服，建議先中斷比較好。如果想再試試看，可以先暫停一星期，之後再減少分量，從每天吃一公克重新開始。

Q 剛生產完吃薑黃也有效嗎？何時開始吃比較好呢？

A 薑黃會導致宮縮，因此最好生產後再吃。不論是薑黃茶，還是當作辛香料使用的薑黃，使用時皆應慢慢增加攝取量。

Q 我正在治療癌症，主治醫生說除了醫院開的藥之外，不要使用其他的民間療法，那可以吃薑黃嗎？

A 治療癌症期間也可以吃薑黃，不過建議從少量開始吃，觀察過程後再決定是否增量。

Q 可以空腹吃嗎？

A 薑黃保護腸胃、強健黏膜，且效果十分顯著，因此不論飯前、飯後或空腹，任何時候皆可攝取。不過，為了讓血液中的薑黃素濃度維持在範圍內，建議間隔固定時間，按時攝取薑黃。

Q 吃薑黃目的是為了治病，但需要根據不同疾病而長期服用嗎？

A 如果是為了治病，依情況需要長期服用，也需要增加用量。不過，如果一開始就吃大量薑黃，或一次大幅增加用量，可能會出現好轉反應，請多加留意。須每隔一星期少量增加用量，並且確認身體的反應。

Q 有人不適合薑黃嗎？

A 假使吃完薑黃後，持續出現腹瀉等不適症狀，可能不適合薑黃，不過這樣的反應通常是暫時的。可以間隔一段時間後，再減少用量。有時是因為一次攝取太多，不應該吃一次就妄下定論。

國家圖書館出版品預行編目（CIP）資料

吃一口薑黃，打開身體自癒力：天然的最佳抗生素，1天吃3次，韓國名醫已連吃8年，效果有如不必動的有氧／徐載杰著；林育帆譯. -- 臺北市：大是文化, 2022.08
224面；14.8×21公分. --（EASY；110）
ISBN 978-626-7123-61-4（平裝）

1.CST：健康食品　2.CST：薑黃素　3.CST：食療

411.373　　111007939

EASY 110

吃一口薑黃，打開身體自癒力

天然的最佳抗生素，1 天吃 3 次，韓國名醫已連吃 8 年，效果有如不必動的有氧

作　　者／徐載杰
譯　　者／林育帆
責任編輯／陳竑悳
校對編輯／馬祥芬
美術編輯／林彥君
副總編輯／顏惠君
總 編 輯／吳依瑋
發 行 人／徐仲秋
會計助理／李秀娟
會　　計／許鳳雪
版權經理／郝麗珍
行銷企劃／徐千晴
業務助理／李秀蕙
業務專員／馬絮盈、留婉茹
業務經理／林裕安
總 經 理／陳絜吾

出　版　者／大是文化有限公司
臺北市 100 衡陽路 7 號 8 樓
編輯部電話：（02）23757911
購書相關資訊請洽：（02）23757911 分機 122
24 小時讀者服務傳真：（02）23756999
讀者服務 E-mail：haom@ms28.hinet.net
郵政劃撥帳號／19983366　戶名／大是文化有限公司
法 律 顧 問／永然聯合法律事務所
香 港 發 行／豐達出版發行有限公司 Rich Publishing & Distribution Ltd
地址：香港柴灣永泰道 70 號柴灣工業城第 2 期 1805 室
Unit 1805, Ph.2, Chai Wan Ind City, 70 Wing Tai Rd, Chai Wan, Hong Kong
Tel：21726513　Fax：21724355
E-mail：cary@subseasy.com.hk

封面設計／林雯瑛
內頁排版／林雯瑛
印　　刷／緯峰印刷股份有限公司
出版日期／2022 年 8 月二版
I S B N／978-626-7123-61-4
電子書ISBN／9786267123638（PDF）
／9786267123645（EPUB）
定　　價／360 元（缺頁或裝訂錯誤的書，請寄回更換）

약보다 울금 한 스푼 : 당뇨 , 암 , 고혈압 , 비만 , 소화불량까지 만병이 낫는 비책
Copyright © 2016 Seo, Jae-Gul（서재걸）
All rights reserved.
Chinese complex translation copyright © Domain Publishing Company, 2017, 2022
Published by arrangement with VITABOOKS
Through LEE's Literary Agency

有著作權，侵害必究
Printed in Taiwan